CONTRIBUTION A L'ÉTUDE

DES

DOUCHES D'EAU CHAUDE

SUR LE COL UTÉRIN

POUR PROVOQUER ET FACILITER L'ACCOUCHEMENT

Par A. BENET

DOCTEUR EN MÉDECINE

Ancien Externe des Hospices civils de Marseille (Concours 1877)
Ancien premier Interne des mêmes Hôpitaux (Concours 1879)
Ancien Interne de la Maternité.

MONTPELLIER

TYPOGRAPHIE ET LITHOGRAPHIE BOEHM ET FILS

IMPRIMEURS DE LA GAZETTE HEBDOMADAIRE DES SCIENCES MÉDICALES
ÉDITEURS DU MONTPELLIER MÉDICAL, DE LA REVUE DES SCIENCES NATURELLES,
DE LA SOCIÉTÉ LANGUEDOCIENNE DE GÉOGRAPHIE.

1884

CONTRIBUTION A L'ÉTUDE

DES

DOUCHES D'EAU CHAUDE

SUR LE COL UTÉRIN

POUR PROVOQUER ET FACILITER L'ACCOUCHEMENT

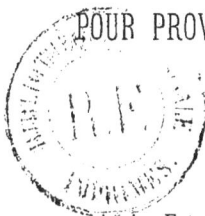

Par A. BENET

DOCTEUR EN MÉDECINE

Ancien Externe des Hospices civils de Marseille (Concours 1877)
Ancien premier Interne des mêmes Hôpitaux (Concours 1879)
Ancien Interne de la Maternité.

———————◦—✦—◦———————

MONTPELLIER

TYPOGRAPHIE ET LITHOGRAPHIE BOEHM ET FILS

IMPRIMEURS DE LA GAZETTE HEBDOMADAIRE DES SCIENCES MÉDICALES
ÉDITEURS DU MONTPELLIER MÉDICAL, DE LA REVUE DES SCIENCES NATURELLES,
DE LA SOCIÉTÉ LANGUEDOCIENNE DE GÉOGRAPHIE.

1884

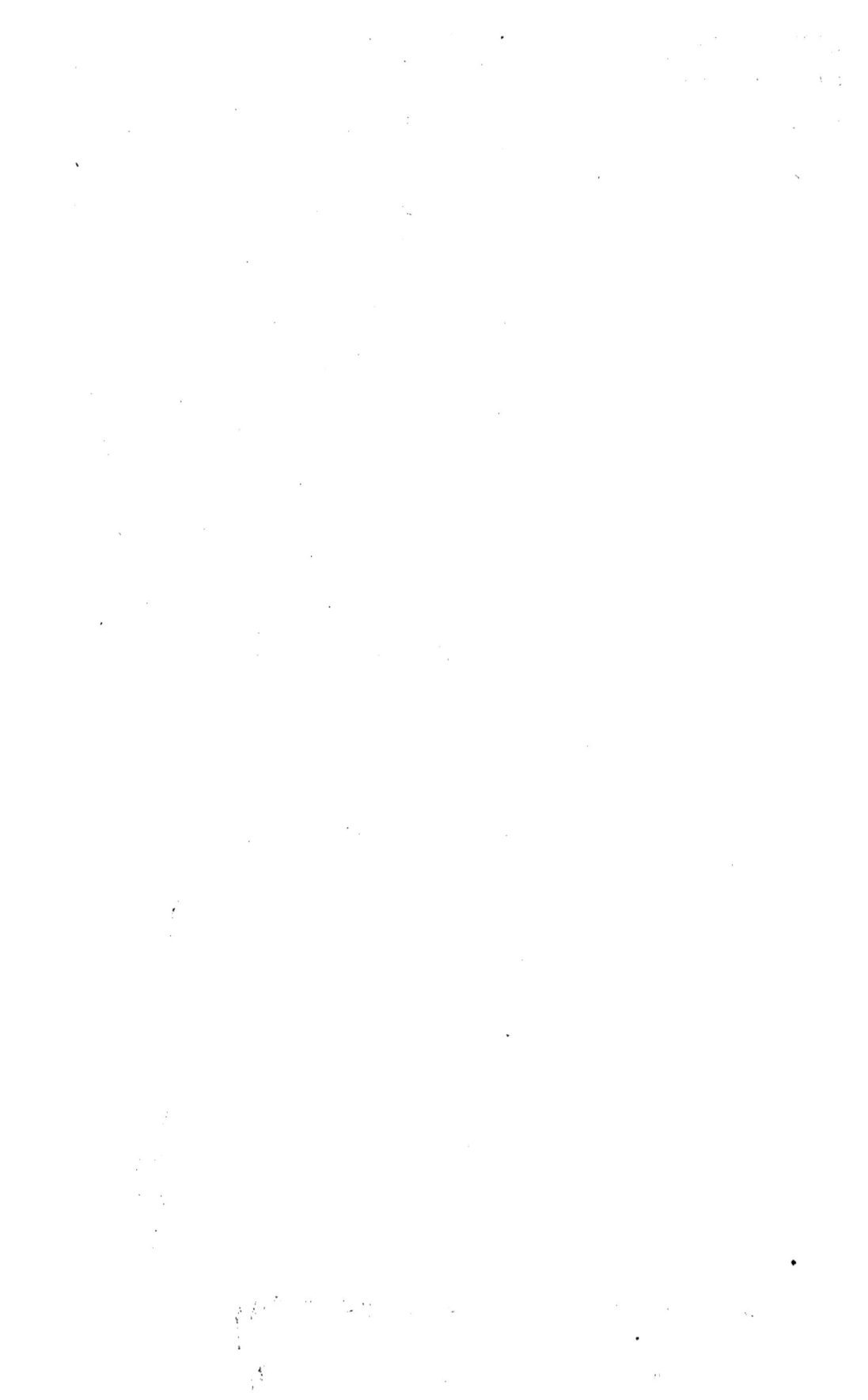

INTRODUCTION.

N'est-ce pas une chose vraiment remarquable, qu'un moyen aussi simple et aussi banalement prescrit que les injections utérires amène un résultat physiologique aussi important qu'un accouchement prématuré? Cette exclamation, échappée à la plume autorisée de M. le professeur Bouchacourt, rend parfaitement l'impression que nous éprouvâmes dans trois cas d'accouchement prématuré artificiel dont nous avons été le témoin pendant notre internat.

Le travail s'était déclaré rapidement et s'était distingué par une régularité d'allure absolument comparable à celle d'un accouchement normal. Dans les leçons cliniques auxquelles ces opérations donnèrent lieu, M. le professeur Magail nous fit ressortir les avantages de la méthode de Kiwisch avec une conviction que lui donnait une pratique de plus de soixante cas. Les douches de Kiwisch lui paraissaient être, dans les cas de rétrécissement du moins, la thérapeutique la plus douce et d'une efficacité au moins égale à celle des autres procédés. Cette assertion faite avec l'autorité que donne la parole du Maître, jointe à une immense pratique, était trop en contradiction avec les quelques lignes dédaigneuses que consacrent les classiques aux douches vaginales, lorsqu'ils ne les repoussent pas. Nous résolûmes dès ce moment de faire une enquête dans les publications scientifiques pour éclairer notre religion à cet égard. C'est le résultat de ces investigations que nous présentons aujourd'hui à nos Juges comme travail inaugural. Le sujet n'en est pas absolument nouveau et ressemble presque à une exhumation.

Il nous a paru cependant qu'un travail qui réunirait tous les faits épars dans la science, pour les grouper en un seul faisceau et en déduire les conclusions propres à intéresser les praticiens, ferait œuvre d'utilité. Nous sommes loin sans doute d'avoir atteint complètement ce but, mais nous appelons sur notre travail, tout imparfait qu'il est, la bienveillance de nos Maîtres et l'indulgence de nos Juges. C'est en suivant leurs leçons que nous avons puisé les connaissances nécessaires pour l'entreprendre et le mener à bien. Nous mériterions d'être taxé d'ingratitude si nous ne saisissions l'occasion qui se présente de leur en exprimer toute notre reconnaissance. Nous associerons encore dans nos remerciements publics tous ceux qui ont bien voulu nous aider de leurs conseils : MM. les docteurs Queirel, Poucel, Marcorelles, Combe et Fanton, dont les observations intéressantes nous ont été d'un si utile secours. Nous remercierons d'une manière toute particulière M. le docteur Vayssettes, qui a mis à notre disposition les faits nombreux qu'il a tirés des archives lyonnaises. Nous ne pouvons nous empêcher non plus de payer un juste tribut de reconnaissance à la mémoire de notre regretté Maître, M. le professeur Villeneuve, dont les observations recueillies à la Maternité resteront toujours une mine inépuisable à fouiller.

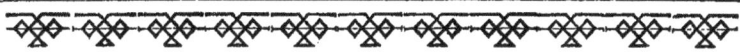

CONTRIBUTION A L'ÉTUDE

DES

DOUCHES D'EAU CHAUDE

SUR LE COL UTÉRIN

POUR PROVOQUER ET FACILITER L'ACCOUCHEMENT

HISTORIQUE.

Nous trouvons dans un numéro de *l'Union médicale* de juin 1866, cette assertion de Matteï, que Kiwisch n'aurait eu que le mérite de remettre en honneur une méthode déjà pratiquée par Hippocrate. Le Père de la Médecine parle beaucoup en effet, dans le livre des *Maladies des femmes*[1], des injections utérines pour rappeler les menstrues, faciliter la conception et combattre la rétention des lochies ; mais on ne trouve nulle part qu'il en ait conseillé l'emploi pour procurer l'avortement. Hippocrate, qui s'est élevé fortement contre les pratiques abortives, à propos du Serment, avoue cependant y avoir eu recours chez une musicienne ; mais ce n'est pas des injections qu'il s'est servi dans ce cas, puisqu'il la fit sauter sept fois, dit-il, jusqu'à ce que les talons touchassent les fesses[2]. Tous les anciens sont dans un

[1] OEuvres d'Hippocrate, édit. E Littré, 1851, tom. VII.
[2] *Loc. cit.*, tom. VII, pag. 491.

2

cas analogue. S'ils paraissent avoir fait usage des injections utérines, comme Galien et Antyllus, cités par J. Rendu[1], on peut
croire qu'ils ne provoquaient pas le travail par ce moyen. Aétius,
parlant des manœuvres auxquelles se livraient les matrones
grecques, laisse présumer qu'elles s'adressaient à des moyens
beaucoup plus violents : « Vehementissimis motibus uti, decoctio-
»nibus urinam ac menses prolectantibus... Quod si hæc nihil
»profecerint, ad validiora auxilia pergendum erit, neque tamen
»hoc temere faciendum est[2]. »

Plus tard, Ambroise Paré et Mauriceau ont aussi employé les
injections intra-utérines ; mais ces auteurs, qui entrevoyaient à
peine l'accouchement forcé dans les cas d'hémorrhagie, n'ont
jamais songé à l'accouchement prématuré artificiel et à l'emploi
des douches vaginales pour le provoquer. Levret et Baudelocque
ont également connu la médication intra-utérine ; mais on connaît
assez l'opposition que fit ce dernier à l'accouchement prématuré
artificiel pour croire qu'il ne l'a pas employée dans ce but.

Schweigheuser, cité dans la thèse de Lacour[3], conseilla, en
1825, des injections tièdes pour décoller les membranes. Hüter
(de Marbourg) avait proposé, au Congrès de Mayence, l'introduction dans le vagin d'une vessie que l'on remplit d'eau tiède, et
que l'on ferme ensuite ; l'eau transsude peu à peu, et dès que la
vessie est vide on l'enlève, pour recommencer l'opération jusqu'à
ce que les douleurs se fassent sentir. Busch, après lui, employa
une vessie de veau qu'il ne laissait en place que six heures ; il
faisait entre chaque application plusieurs irrigations vaginales.
Pleismann et Gardien préparaient la femme par des bains gé-

---

[1] J. Rendu ; De l'utilité des lavages intra-utérins antiseptiques dans l'infection
puerpérale. Th. Paris, 1879.

[2] J. Cormarium ; Aetii medici græci contractæ ex veteribus medicinæ tetrabiblos.
Basil., 1542.

[3] Lacour ; Recherches historiques et critiques sur la provocation de l'accouchement prématuré. Th. de Paris, 1854.

néraux qui ramollissaient le col et le disposaient à une dilatation plus facile, sous l'influence de l'opération.

Ces idées, dit M. le professeur Bouchacourt [1], ont pu préparer la méthode de Kiwisch, en ce sens qu'elles étaient un pas vers une méthode plus rationnelle que celles existant, mais ne renferment pas nettement l'indication des douches vaginales, dont le professeur de Wurtzbourg peut revendiquer tout l'honneur.

C'est après avoir involontairement provoqué un avortement chez une femme enceinte et malade, qu'il avait soumise à un traitement par les douches vaginales ascendantes, que Kiwisch eut l'idée de les appliquer à la provocation de l'accouchement prématuré artificiel [2]. De 1846 à 1848, il publia dix observations suivies de succès. Cette publication eut un grand retentissement en Allemagne, où bon nombre d'expérimentateurs se mirent à appliquer la méthode de Kiwisch.

Elle était complètement inconnue à Paris, lorsque Ch. Campbell eut l'occasion de la voir appliquer en août 1852 [3], à la Maison d'accouchements de Heidelberg. C'est à son retour qu'elle fut mise en pratique pour la première fois par P. Dubois, à l'hôpital des Cliniques, le 15 novembre 1852.

De cette époque jusqu'à nos jours, les douches de Kiwisch ont passé par deux phases successives. Après avoir suscité dès le début un enthousiasme exagéré, elles donnèrent en des mains très habiles quelques revers ; c'en fut assez pour justifier une réaction en sens opposé.

En 1853, parurent deux Mémoires dans le *Moniteur des Hôpitaux*, l'un de Campbell et l'autre de P. Dubois lui-même. Le maître et l'élève étaient d'accord pour proclamer l'innocuité et

[1] Note sur l'accouchement prématuré artificiel obtenu à l'aide des douches utérines. Gaz. méd., pag. 582, 1855.

[2] Neues Verfahren, *in* Beiträge für Geburtsk. Vurtzburg, tom. I, pag. 114, 1846; et tom. II, pag. 21 et 22, 1848.

[3] H.-F. Nœgele et W.-L. Grenser ; Traité pratique de l'art des accouchements, 1869.

l'efficacité des douches de Kiwisch. En 1854, parut un article dans le *Bulletin de Thérapeutique* et une observation du Dr Aubinais.

Deux importants Mémoires de M. Bouchacourt (de Lyon) et de Bourgeois (de Tourcoing) furent écrits en 1885 dans la *Gazette des Hôpitaux*. Divers articles de Villeneuve[1] (de Marseille), Sainclair[2], et d'Hippolyte Blot[3], parurent la même année. Le Traité de Silbert (d'Aix), qui concluait à l'adoption des douches vaginales pour provoquer l'accouchement, fut couronné en 1856, par la Société de Médecine de Marseille. Ces conclusions reçurent la même année l'approbation de M. Laborie, rapporteur, au sein de la Société de Chirurgie de Paris.

Diverses observations furent publiées, en 1857 par Balocchi[4], en 1858 par Stoltz, en 1859 par Aurélio Finizzio et Maunoury[5].

Ici finit la période brillante de la méthode de Kiwisch. Le 4 juillet 1860, M. Depaul présentait à la Société de Chirurgie un cas de mort subite qu'il expliqua par la pénétration de l'air dans les sinus utérins. M. Tarnier rapporta en 1861, à l'Académie de Médecine, une autre observation de mort subite avec rupture du vagin, et il cita plusieurs cas analogues à celui de Depaul arrivés à Blot, à Salmon et à Simpson. Salmon, candidat à la section d'accouchements, n'en soumit pas moins à l'illustre assemblée un Mémoire entièrement favorable aux douches et critiquant les conclusions de M. Tarnier. Dès lors l'attention était éveillée, et d'autres accidents furent constatés en Allemagne, à la clinique de Halle[6] notamment. A partir de ce jour, à l'enthousiasme du début succéda une extrême réserve ; quelques insuccès, entre

---

[1] Revue médicale, 31 mars 1855.

[2] Dublin quarterly Journal of medic Scienc., vol. XVII, n° 33, pag. 140.

[3] Gazette hebdom. de Méd. et de Chirurg., pag. 349, 1855.

[4] Gazetta medica italiana, octobre 1857.

[5] Gazette médicale, pag. 45, 1859.

[6] Ueber Lufteintritt in die Uteruswenen, mit Erzählung eines todlich Verlangenen Falles, *in* Monatsschr. f. Geb., tom. XXIV, pag. 359.

autres celui de Valette (de Lyon), qui injecta 1,200 litres d'eau sans résultats, achevèrent la déroute des défenseurs de Kiwisch, et la méthode fut dès lors à peu près abandonnée. En vain Stoltz, en 1864, cita dans son article du *Dictionnaire de Médecine et de Chirurgie pratiques* quatre vingt-un cas, dont soixante-huit avaient été suivis de succès ; c'est à peine si on retrouve de temps à autre quelques observations dans les journaux ou quelques mémoires à l'étranger : Viani en Italie [1] (1873), Kilner [2] en Angleterre (1879), Smith [3] en Amérique (1879) et Wiechter [4] en Allemagne. La cause de cette défaveur est la crainte des accidents cités plus haut, publiés par des personnalités considérables et servant admirablement la publicité des appareils plus ou moins ingénieux, qui ont dû au crédit de leur inventeur d'être expérimentés aux lieu et place des douches de Kiwisch.

Les livres classiques reflètent complètement, suivant l'année de leur apparition, les diverses phases qu'a traversées la méthode que nous étudions. La 6e édition du livre de Cazeaux la cite honorablement ; la 7e, parue en 1867, y ajoute de la part de M. Tarnier de sévères restrictions. En 1866, Joulin, qui ne cache pas ses préférences pour l'éponge préparée, relève tous les cas d'accidents connus, contre les douches de Kiwisch. Elles sont formellement repoussées par Chailly Honoré (1867) : on est encore sous le coup de l'émotion produite par la communication de MM. Depaul et Tarnier. Nœgelé et Grenser, en 1869, proclament bien l'efficacité des douches vaginales, mais se montrent très réservés sur leur emploi. En 1873, M. Saboia n'en parle guère que pour déclarer qu'on est prêt à les abandonner au Brésil. Cependant nous voyons Carl Schröder les recommander en 1875, pour obtenir un premier degré de dilatation ; et en

[1] Bolletini delle Scienze mediche di Bologna, novembre et décembre 1873.
[2] The Lancet, vol. I, pag. 439. 1879.
[3] Phil. med. Times, 16 août 1879.
[4] Wurtemberg med. Corr., no 4 ; Centralbl. f. Chir., no 29.

1883 deux ouvrages de M. Charpentier et de MM. Delore et Lutaud y consacrent quelques lignes, avec une mention honorable.

Les douches n'ont pas été absolument rejetées cependant par les praticiens. M. Vayssettes [1] nous apprend qu'à Lyon, M. le professeur Bouchacourt est prêt à revenir sur l'abandon dont elles sont l'objet, et que pour sa part il y recourt volontiers comme préliminaire des autres procédés. M. Pilat (de Lille) n'a pas eu à se plaindre de leur emploi, dans les deux cas qu'il a publiés dans les *Annales de Gynécologie*. Quant aux accoucheurs marseillais, depuis que M. le professeur Villeneuve les a introduites en 1855, ils continuent à s'en servir, et, soit à la Maternité, soit dans la clientèle urbaine, ils n'ont jamais éprouvé ni déboires ni revers. M. le professeur Magail les enseigne volontiers dans son cours, et ne cache pas que le souvenir de soixante cas, au moins, dont il a été le témoin, lui a donné la conviction de leur efficacité, et, avec quelques précautions, de leur complète innocuité.

Comment concilier dès lors ces diverses opinions opposées et ces avis contradictoires ? Tel est en résumé le but de notre travail.

« L'appréciation de la méthode de Kiwisch, conclut M. Bouchacourt [2] dans son Mémoire, devra reposer sur l'appréciation comparative des faits connus, rapprochés de quelques observations d'accouchements provoqués par la dilatation, la perforation des membranes, et surtout l'éponge préparée. » C'est la règle que nous nous proposons de suivre. Nous prendrons, comme division de notre travail, à peu près les conclusions du Mémoire de Kiwisch. C'est en les discutant selon les principes que nous venons d'énoncer, que nous nous sommes formé une conviction et que nous nous efforcerons de la faire partager.

[1] Étude clinique sur l'accouchement prématuré accidentel, suivi d'une étude historique et clinique sur l'accouchement prématuré artificiel à Lyon. Thèse de Lyon, 1879.

[2] *Loc. cit.*, Gaz. des Hôp. et Gaz. méd., pag. 582, 1855.

CHAPITRE PREMIER

« Le procédé de Kiwisch réussit le mieux, par les phénomènes, pour déterminer l'ensemble des manifestations organiques du col et du corps de l'utérus, par lesquelles se prépare un accouchement à térme. » SALMON[1].

Jusqu'à ce qu'une étude attentive, écrivait M. le professeur Bouchacourt en 1855 [2], et plus approfondie des causes éloignées ou prochaines de l'accouchement naturel ou prématuré accidentel, ait permis d'établir un corps de doctrine à ce sujet, l'histoire de l'accouchement prématuré artificiel sera nécessairement incomplète et obscure, au moins quant au choix des méthodes et des procédés conseillés pour le provoquer. On veut en général agir *vite*, et sauver la mère, tout en conservant l'enfant, ce que M. Bouchacourt regarde comme une utopie difficilement réalisable. Suivant lui, le grand progrès serait d'arriver à faire de l'accouchement prématuré artificiel un accouchement prématuré naturel.

Il y a trois périodes distinctes dans l'accouchement normal à terme : 1° le début ou l'étiologie du travail ; 2° la dilatation du col, et 3° l'expulsion du fœtus. L'accoucheur qui provoque le travail, dit judicieusement le Dr Robert [3], doit avoir ces divisions présentes à l'esprit, pour imiter autant que possible l'accouchement naturel ; les avantages pour la mère et l'enfant seront d'autant plus grands que l'accouchement se rapprochera du travail naturel. L'accouchement prématuré artificiel peut éga-

---

[1] Bulletin de l'Académie de Médecine, 22 juillet 1862.

[2] Gaz. méd., pag. 582, 1855.

[3] Essai sur les procédés en usage pour provoquer l'accouchement prématuré artificiel. Thèse de Paris, 1877.

lement être divisé, comme le conseille M. Migon [1] (de Tours), en trois périodes : 1° éveil de la contraction utérine ; 2° dilatation du col, et 3° expulsion du fœtus. Ce dernier temps ne nécessite de la part de l'accoucheur que des interventions toutes spéciales et qui n'ont rien à voir avec la méthode de Kiwisch ; nous le laisserons entièrement de côté.

1° ÉVEIL DE LA CONTRACTION UTÉRINE.

Il est à peine besoin de rappeler la richesse vasculaire de l'utérus, richesse qui acquiert encore pendant la grossesse, dans les derniers mois surtout, des proportions si considérables. Les veines, qui ont à lutter contre la pesanteur et ne trouvent pas leur adjuvant habituel, par la rareté des valvules, présentent un état flexueux et de nombreuses dilatations variqueuses. Cet état ne se limite même pas à l'appareil utéro-ovarien ; il est normal de le rencontrer sur l'abdomen et assez ordinaire de le voir aux membres inférieurs et aux organes génitaux externes.

Un lien intime rattache cet état fluxionnaire au système nerveux. Le plexus utéro-ovarien joue dans la menstruation un rôle dont l'importance a été bien mise en relief par les expériences de M. Rouget [2]. Les excitations morales et physiologiques les plus variées peuvent amener, du côté de l'utérus, un état érectile où le système nerveux est l'acteur principal. Les troubles de l'innervation peuvent produire les désordres menstruels les plus divers. C'est là une vérité que M. le professeur Fabre [3] (de Marseille) a parfaitement démontrée. L'impression brusque du froid est la plus efficace de toutes les causes capables de supprimer l'écoulement menstruel. Les affections émotives y contribuent aussi pour une très large part. On sait quelle

[1] Cité dans Robert. Thèse citée.
[2] Cité par Fabre : Relations pathogéniques des troubles nerveux, 1879.
[3] Fabre ; *loc. cit.*

influence réciproque les désordres utérins ont sur la pathogénie des troubles nerveux gastro-intestinaux et cardio-pulmonaires [1]. Ces phénomènes ainsi intimement associés : congestion et excitabilité nerveuse, ne sont pas exclusivement l'apanage de l'état pathologique ou de la menstruation; on les retrouve pendant toute la durée de la grossesse et jusque pendant le travail. Ce sont ces deux phénomènes qui vont jouer dans l'étiologie de l'accouchement normal d'abord, de l'accouchement prématuré ensuite, le rôle prépondérant ; ce sont eux que l'accoucheur devra provoquer quand il voudra établir le part prématuré par son intervention.

Ils forment la base des explications les plus plausibles de l'accouchement à terme, autant qu'il est possible, selon MM. Delore et Lutaud [2], d'expliquer par des causes contingentes un phénomène aussi généralement régulier qu'un accouchement au terme normal. Tyler Smith rapportait cette échéance à la coïncidence d'une époque menstruelle, déterminant une fluxion utéro-ovarienne capable de provoquer les douleurs ; et l'on a conseillé, à cause de cela, d'attendre une époque cataméniale pour provoquer l'accouchement prématuré artificiel. Brown-Sequard a rapporté devant la Société de Biologie, en 1855, la provocation du travail au contact du sang veineux et de l'acide carbonique qu'il contient. Le sang veineux est en effet un excitant physiologique très énergique pour la fibre musculaire. D'autre part, l'appareil veineux est, à la fin de la grossesse, excessivement développé et l'excitabilité utérine portée à son maximum d'intensité.

Ce contact prolongé développerait une première contraction qui chasserait le sang et cesserait avec la cause qui l'a produite, si elle n'était entretenue par l'excitabilité réflexe de la moelle Ainsi se trouve établi, par les autorités scientifiques, le rôle im-

[1] Fabre ; *loc. cit.*

[2] Traité pratique d'Accouchements, 1883.

portant de la turgescence utérine dans la provocation du part. L'influence du système nerveux a été prise également en sérieuse considération. James Power lui attribue à peu près toute l'étiologie. L'utérus est comparable aux réservoirs ordinaires, comme la vessie et le rectum. Cette analogie, il la démontre dans la structure et dans l'innervation. Plusieurs couches musculaires pour le réservoir, sphincter pour le col ; fibres de la vie animale pour celui-ci, fibres ganglionnaires pour celui-là. Toute excitation portée sur le sphincter doit produire un besoin d'évacuation, le même pour tous les cas. La distension du réservoir, mise en cause par Levret et Petit, n'agit pas seulement par épuisement de l'élasticité musculaire, mais à cause de l'irritation des parois par contact et du sphincter par tiraillement. Or ce sont les fibres les plus inférieures du col qui reçoivent le plus de fibres nerveuses animales, tandis qu'elles ne sont exposées à aucune espèce d'irritation tant que le col conserve une certaine longueur. De telle sorte que ce sont les moyens qui mettront cette sensibilité en jeu, qui auront des chances de provoquer l'accouchement. Cependant l'utérus, et c'est là un fait mis en lumière par M. Tarnier [1], se contracte pendant toute la grossesse, et si ces contractions passent in aperçues, c'est qu'elles sont trop faibles d'abord. Elles deviennent plus fortes à mesure que le tissu utérin s'hypertrophie. Toute cause fortuite venant à accroître leur énergie avant le terme produira l'avortement ou l'accouchement prématuré. Quand le col est effacé au terme de la grossesse, l'irritabilité du col intervient alors par le mécanisme dont James Power a donné l'explication.

L'excitabilité de la fibre utérine et la turgescence des vaisseaux, tels sont donc les facteurs les plus généralement admis comme les causes d'un accouchement naturel. Il n'est pas difficile de les retrouver dans l'étiologie de l'accouchement prématuré acci-

[1] Cazeaux ; Traité théorique et pratique des accouchements, 7e édit., 1867 et 1880.

dentel. C'est la congestion utérine produite par les emménagogues, la sabine, le seigle ergoté ; c'est la congestion utérine
produite par les traumatismes ou les excès vénériens ; c'est la
congestion professionnelle : filles publiques, mécaniciennes, etc.
On retrouve encore l'influence du système nerveux dans les
traumatismes, chutes, vives frayeurs ou émotions morales. Au
dire de Gardien [1], Baudelocque rappelait dans ses leçons que
dans les huit premiers jours qui suivirent l'explosion de la pou-
drière de Grenelle, il avait été appelé pour 62 femmes en péril
ou en état d'avortement. Il faut encore considérer comme influence due au système nerveux : la chloro-anémie, liée si souvent à un état nerveux particulier [2] ; les préoccupations des filles-
mères, certaines cachexies ou intoxications et même les fièvres
graves. Maslieurat-Lagémart, que cite Cazeaux, a observé une
dame qui, dans huit grossesses successives, éprouva des déman-
geaisons générales qui provoquèrent le travail. M. Vayssettes [3]
rapporte le cas d'une femme qui avorta en état d'ivresse : l'enfant,
qui pesait 3,200 grammes, mourut en naissant, vomissant du
sang en grande quantité, les mains et les doigts fortement con-
tractés. On sait que l'éclampsie, les vomissements et la diarrhée
incoercibles favorisent la promptitude du travail et disposent à
l'accouchement prématuré. Notons encore quelques circonstances
qui appartiennent à la mère, comme les tumeurs utérines qui
empêchent la distension de l'organe ; ou à l'enfant, comme la
grossesse gémellaire ; ou encore aux annexes, comme l'insertion
vicieuse du placenta, l'hydramnios, le décollement ou la rupture
prématurée des membranes.

Telle est, en dernière analyse, l'étiologie de l'accouchement
à terme ou prématuré. Voyons, de tous les moyens proposés

[1] Vayssettes ; Thèse citée.
[2] Fabre ; *loc. cit.*
[3] *Loc. cit.*

pour provoquer l'accouchement prématuré artificiel, ceux qui en réalisent le mieux les conditions.

D'abord, il importe de bien établir que par accouchement prématuré nous entendons, comme M. Vayssettes, celui qui a lieu avant le terme normal de la grossesse, mais à une époque assez avancée de celle-ci pour que le fœtus puisse vivre hors du sein maternel. Aux termes du Code civil, l'enfant né le 180° jour est viable ; mais depuis longtemps les médecins, en désaccord avec les légistes, ont choisi la fin du septième mois. On ne peut pas non plus donner le nom d'accouchement prématuré artificiel à celui qui a lieu quelques jours avant le terme normal: c'est pour M. Vayssettes un accouchement simplement hâtif. Une autre distinction encore très importante est celle qu'on doit établir entre l'accouchement prématuré artificiel et l'accouchement forcé. Dans l'accouchement prématuré artificiel, l'art, suivant le précepte de Ritgen, ne doit communiquer à la nature qu'une très faible impulsion et lui laisser faire ensuite presque tous les frais de l'accouchement. Dans l'accouchement forcé, au contraire, l'action violente et persistante du praticien a pour but d'extraire de vive force le fœtus du sein de sa mère avant que les organes génitaux soient disposés à l'expulser (Joulin [1]).

Tous les procédés d'accouchement prématuré artificiel se sont proposé de provoquer les contractions utérines ; les voies et les moyens ont seuls varié. Dans une première classe, on range, depuis Cazeaux [2], ceux qui cherchent à provoquer les douleurs à l'aide de médicaments qui impressionnent l'organisme tout entier. Ces médicaments agissent, soit par une congestion locale, comme les drastiques, soit par une excitation nerveuse généralisée ou vaso-motrice, comme la sabine, l'ergot, la quinine ou le jaborandi. Il est facile de voir que les moyens de cette classe

[1] Traité complet d'Accouchements, 1866.
[2] Ouvrage cité.

n'ont pas beaucoup d'analogie avec ceux qu'emploie la nature. Ils agissent la plupart par une sorte d'intoxication qui, si elle se rapproche de celles qui produisent l'avortement, telles que l'empoisonnement par le tabac ou par le plomb, etc., ne copie que les pires processus étiologiques de l'accouchemnt prématuré accidentel. Les emménagogues, safran, aloès, conseillés par Krause [1]; les drastiques, le seigle ergoté, qu'ont employés Lovati et Bongiovanni [2], n'agissent qu'en troublant la circulation utéro-ovarienne et compromettant celle du fœtus. Leur action, selon M. Charpentier [3], n'est efficace qu'à dose toxique et peut compromettre la vie de la mère et celle de l'enfant. La pilo-carpine, employée ces dernières années, détermine chez les femmes de véritables phénomènes d'intoxication, et elle n'agit que quand ces symptômes commencent a se manifester (Hyer-naux [4]). Elle peut être comparée à un véritable ébranlement nerveux : convulsions ou autres (Wasseige [5]), c'est-à-dire aux accidents les plus graves qu'on puisse observer dans la pathologie de la grossesse.

La deuxième classe de moyens met en jeu l'excitabilité réflexe. Friederich (de Rostock) met des sinapismes et des vésicatoires sur les seins [6]. Scanzoni, Chiari, Kilian, Hohl, l'ont suivi dans cette voie. Ils ont appliqué sur les seins des ventouses, ont excité les mamelles par des titillations et du massage. Cette méthode ne se rapproche pas beaucoup de celle que suit la nature. Elle occa-sionne un ébranlement nerveux général, qui peut être dange-reux et a été suivi de lipothymies, et de plus elle n'est pas un de

---

[1] Cazeaux ; Ouvrage cité.

[2] *Ibid.*

[3] Charpentier ; Traité pratique des accouchements, 1883.

[4] *Ibid.*

[5] *Ibid.*

[6] Stoltz ; art. Accouchement du Dictionnaire encyclopédique, 1864.

ces moyens de douceur que nous avons recommandés dans notre définition.

La troisième classe comprend les différents excitants qui agissent directement sur l'œuf ou la matrice ; ils se rapprochent de ce qui a lieu à l'état normal. Outrepont a fait porter cette excitation sur le fond de l'utérus et à travers les parois abdominales, par des frictions et des massages ; Ritgen y a ajouté la titillation du col utérin. Ces excitations manuelles étaient aussi mal supportées par les femmes que pénibles pour la dignité de l'accoucheur. On a dû chercher alors un agent susceptible de produire l'excitation nécessaire pour mettre en jeu la contractilité utérine. Le premier en date auquel on se soit adressé, est l'électricité. Herder [1] la conseilla en 1803 et Schreider l'a appliquée en 1843. Hœnninger et Jacoby [2] réussirent en 1844 à provoquer un accouchement par ce moyen. Demping, Benjamin Franck et Goddin-Ring [3] l'ont employée dans ce but. Radfort a réussi à le provoquer trois fois. A son avis et à celui de Barnes, son application est très douloureuse et agaçante pour la patiente. Le Dr Jacquemart [4] ne lui aurait pas trouvé cet inconvénient. L'électricité est moins un excitant nerveux qu'un excitant musculaire. Elle tétanise la fibre utérine, dont la contractilité se trouve rapidement épuisée. Les courants continus, qui sont les moins douloureux et conviendraient le mieux à la nature des fibres lisses de l'utérus, ne sont pas appliqués à cause de leur action électrolytique. On est obligé de recourir aux courants interrompus, qui causent plus de douleur.

Les divers excitants que nous venons d'étudier s'adressaient à

---

[1] Diag. prakt. zur Erweiterung der Geburtshülfe. Leipsig, 1803.

[2] Neue Zeitschrift für Geburtshülfe, tom. XVI, pag. 424.

[3] Onimus et Legros ; Traité d'électricité médicale.

[4] Marseille médical, pag. 230, 1881.

l'utérus tout entier. Il convient de ranger après eux les excitants vaginaux. En 1842, Huter de (Marbourg) proposa l'introduction dans le vagin d'une vessie de porc que l'on remplissait d'eau tiède et que l'on fermait ensuite. L'eau transsude peu à peu ; dès que la vessie est vide, on l'enlève, et l'on recommence jusqu'à provocation du travail. Busch a remplacé cette vessie de porc par une vessie de veau ; il la remplissait au moyen d'un appareil analogue à celui de Kiwisch, ne la laissant jamais en place plus de six heures. Dans tous ces procédés, on faisait, après chaque tamponnement, des irrigations vaginales pour entraîner le mucus, dont la présence de la vessie avait provoqué la sécrétion. C'est en remplaçant cette vessie par un ballon Gariel que Braün (de Vienne) a inventé son colpeurynter, dont l'effet et l'action sont les mêmes. M. Poullet a fait connaître [1] l'appareil de Zwanch (de Hambourg), composé de deux ailes en caoutchouc durci, introduites rapprochées, puis écartées par une vis, tandis qu'un ballon en caoutchouc, dans leur intervalle, occupe le vagin. Plus ancien encore est l'emploi du tampon à la charpie, tel que le faisait Leroux (de Dijon) en 1776 contre les hémorrhagies. Ses propriétés ocytociques n'avaient point échappé à Schœller, qui en 1839 les employa pour obtenir la provocation du part. Tous ces moyens ont l'inconvénient d'être très douloureux et très mal supportés, à cause de la distension qu'ils font peser presque entièrement sur l'anneau vulvaire. De là à porter l'excitation directement sur le col, il n'y avait qu'un pas. Restait la nature de l'excitant.

Kiwisch a proposé les douches tièdes sur le museau de tanche, dès 1846. Ce procédé ne cause pas les douleurs des précédents, du tampon surtout. Il est bien supporté par les femmes, qui n'en sont pas incommodées à la condition d'employer un liquide suffisamment chaud ; il a les avantages des vessies, en ce qu'il humecte, comme elles, les parties qui vont être distendues par l'accou-

---

[1] Lyon médical, 1882.

chement, et copie encore en ce sens la prévoyance de la nature, qui fait sécréter en abondance des glaires par le col avant de l'entr'ouvrir. Enfin, il est de plus très rationnel, puisqu'il fait porter sur le col, sur la partie la plus sensible de cet organe, la puissance d'excitation dont il jouit.C'est également sur le col que Scanzoni (de Wurtzbourg) a fait pratiquer des douches d'acide carbonique. On sait que ces douches sont très employées pour calmer les douleurs de la vessie et de l'utérus qu'occasionne le cancer du col, et l'on s'explique mal alors que le même moyen puisse provoquer le travail.La cautérisation du col, pratiquée par Giordano (de Turin), est un peu dans le même cas. On sait que ce moyen a réussi à Vatchade, de Manchester (Cazeaux), et plus récemment à Braün [1] (de Vienne), pour arrêter les vomissements incoercibles.

Nombre d'auteurs n'ont pas cru devoir borner au col l'action excitatrice. Ils l'ont portée jusque dans l'utérus. Dès 1800, Hamilton avait proposé de franchir le col et de décoller les membranes. Outre que ce procédé est grossier et brutal, il ne porte pas l'excitation sur les parties les plus aptes à la recevoir. Mampe, Campbell, ont substitué une sonde mousse au doigt, dont se servait Hamilton, et Lehman (d'Amsterdam) a proposé, en 1848, l'introduction de la bougie, dans le double but de décoller les membranes et d'irriter l'utérus. La bougie est ensuite retirée et replacée autant de fois qu'il est nécessaire pour provoquer le travail. Krause, qui a donné son nom à cette pratique, laissait la bougie en place jusqu'à son entière expulsion, et M. Fochier (de Lyon) multiplie même le nombre des bougies. La bougie agit sur l'utérus comme un irritant et le dispose à la repousser. Son action porte aussi sur le col de la même manière qu'une sonde ordinaire sur le col vésical. Le décollement des membranes a été encore pratiqué par des injections liquides intra-utérines.

---

[1] Bulletin de Thérapeutique, 1883.

Cette méthode, proposée par Schweigheuser en 1825, a été employée par Cohen en 1846, et modifiée par Lazarewitch, qui poussait l'injection sur le fond même de l'utérus. Ici encore, outre le
décollement des membranes, c'est l'irritation utérine qu'on se
propose d'obtenir. Au point de vue exclusif où nous nous sommes
placé, nous ne trouvons pas dans cette méthode un processus
naturel ; nous trouvons plutôt une provocation qui se rapproche
d'un traumatisme. Nous verrons plus loin qu'elle n'est pas applicable dans tous les états du col. C'est là un inconvénient qu'elle
partage avec tous les procédés qu'il nous reste à étudier.

Comme transition entre les excitateurs, que nous venons de
passer en revue, et les moyens employés pour obtenir la dilatation du col, nous placerons les diverses ampoules intra-utérines,
comme le ballon de M. Tarnier, celui de MM. Pajot, Poullet, ou
Contamin, qui sont à la fois des excitateurs utérins. Si, par leur
présence dans la cavité utérine, ces divers appareils réalisent en
quelque sorte la grossesse gémellaire et sollicitent l'utérus à se
contracter pour produire leur expulsion, il faut reconnaître
qu'ils constituent des appareils spéciaux dont l'emploi n'a rien
de bien simple ni de bien naturel. La plus grande part de leur
action consiste dans la dilatation mécanique du col. Ici, il convient
de leur adjoindre les dilatateurs à ampoule de Barnes, le double
ballon, et l'appareil élytroptérygoïde de M. Chassagny, dont l'usage constitue plus ou moins une variante de l'accouchement forcé,
et qui ne peuvent pas être classés parmi les moyens de douceur.
Barnes reconnaît lui-même cette action de son appareil, et ne
l'emploie qu'après avoir déjà provoqué le travail et pour le parachever. On sait combien est douloureuse et mal supportée l'application du ballon de M. Chassagny. On en pourrait dire autant du
sphéno-siphon de Skakenger, aussi gênant pour la malade que
compliqué pour l'accoucheur.

L'éponge préparée, dont l'idée remonte à Bruninghausen (1820)

3

et l'application à Siebold et Klüge, serait un moyen plus doux, s'il ne fallait la maintenir par un tampon vaginal. Cazeaux a essayé, en 1845, de remédier à cet inconvénient par une ceinture hypogastrique sur laquelle se fixe une tige métallique terminée par une canule. D'autre part, une tige en baleine maintient l'éponge, comme un porte-crayon, par une extrémité, tandis que par l'autre elle s'engage dans la canule, où elle se trouve immobilisée par une vis. Comme on le voit, c'est là un appareil très compliqué, qui n'existe pas dans toutes le Maternités et que bien peu de praticiens peuvent avoir à leur disposition.

Le reproche que nous adressons aux ampoules dilatatrices, d'agir avec violence et de ne pas remplir les conditions de simple provocation que nous avons admises dans notre définition de l'accouchement prématuré artificiel, s'applique avec bien plus de raison encore aux divers dilatateurs mécaniques qui ont été proposés par Jobert de Lamballe, Busch, MM. Pajot ou Leblond. Que l'on se serve de ces instruments ou des spéculums de Duchenet, de Mende, ou de Migon, on ne se borne pas à exciter le col utérin: on lui fait violence et on s'attache seulement à vaincre son élasticité. Autant vaudrait presque en proposer l'incision pour faire l'accouchement prématuré artificiel.

Tels sont les divers moyens thérapeutiques ou chirurgicaux dont dispose l'accoucheur pour faire naître le travail, en portant l'excitation, soit dans le vagin, soit sur le col, ou dans l'utérus lui-même. Il est encore un procédé, le plus ancien de tous, puisqu'il fut employé par Macaulay en 1774, dans le premier fait authentique d'accouchement prématuré artificiel : c'est la ponction des membranes. Nous avons vu que la rupture prématurée des membranes a été relevée un certain nombre de fois dans l'étiologie de l'accouchement prématuré accidentel. Mais si l'on considère le soin jaloux avec lequel la nature s'attache à les conserver intactes jusqu'à la complète dilatation du col, il est aisé de comprendre que, même avec la modification de Meisner, c'est là une méthode qui se rapproche plus de la pathologie que de la physiologie de l'accouchement naturel.

Maintenant que nous avons assisté à ce long défilé de méthodes et de procédés, il nous est facile de voir que, de tous les moyens, ceux qui, au point de vue de la simple provocation du travail, copient le mieux la nature sont ceux-là qui s'adressent à la sensibilité, ou plutôt à l'excitabilité du col ou du corps utérin. Et parmi eux, c'est encore la méthode des douches utérines qui remplit le mieux le but, puisqu'elle s'adresse à la partie la plus sensible de l'appareil utérin, qu'elle entretient une humidité favorable au relâchement des parties maternelles, et n'exige pour être appliquée aucune dilatation préalable du col. Elle a, de ce chef, une très grande supériorité sur les procédés intra-utérins.

Nous sommes donc autorisé à conclure : 1° Que la douche de Kiwisch est le moyen le plus recommandable pour obtenir ce premier résultat : provoquer le travail ; 2° Que son emploi n'exclut celui d'aucun autre procédé, et que nous donnerions la préférence, le cas échéant, à celui de Krause, dont l'action excitante est analogue.

§ 2. DILATATION DU COL.

Une fois le travail provoqué, soit par la nature, soit par l'opérateur, deux phénomènes importants vont en signaler la marche : ce sont les contractions utérines et la dilatation du col.

La contraction utérine existe à l'état latent pendant toute la grossesse ; elle a les mêmes caractères, quelle que soit l'époque où elle se manifeste. Elle est douloureuse, comme toutes les contractions involontaires, et c'est ce qui explique *à priori* l'intolérance causée par les courants électriques. Elle est de plus intermittente, et c'est là son caractère physiologique le plus important.

Ce caractère, qu'elle partage avec les contractions de tous les appareils musculaires auxquels le grand sympathique envoie des filets, témoigne d'une grande prévoyance de la part de la nature. On sait, depuis Holl [1], l'influence que la contraction utérine a sur la circulation maternelle ; cette influence est non moins marquée sur la circulation du fœtus. La contraction de l'utérus développe dans sa cavité une pression que les expériences de M. Poullet (de Lyon) et celles de M. Polaillon [2] permettent d'évaluer à une colonne de 46 millim. de mercure. Cette élévation de pression gêne et suspend plus ou moins complètement la circulation fœtale. On comprend dès lors l'utilité de l'intermittence des contractions. Le fœtus pourrait succomber à leur continuité, et même les contractions trop rapprochées ne sont pas exemptes de danger.

Les contractions utérines ont pour but de produire la dilatation du col. Celle-ci est due à l'action prédominante des fibres longitudinales, qui sont les plus nombreuses. Elles sont chargées de tirailler l'orifice utérin, dont la résistance va en s'affaiblissant à mesure qu'elle cède à leur action. Cette action est favorisée par l'état anatomique des fibres du corps utérin, qui sont hypertrophiées et hyperplasiées, tandis que celles du col s'hypertrophient seulement, et par la sécrétion de glaires abondantes qui sont chargées de ramollir le col et de lubréfier le vagin. La rapidité de la dilatation est en rapport avec l'énergie des contractions ; elle l'est aussi avec l'état du col utérin, consistance et direction. Dans les derniers temps de la grossesse, on assiste au ramollissement et au raccourcissement du col ; puis, à une époque très voisine du terme, à l'effacement des zones supérieures du col et du segment inférieur de la matrice. L'orifice est plus perméable, puis il se dilate ; mais, à moins d'être accidentel ou

[1] Cité par Cazeaux.
[2] Delore et Lutaud ; Traité pratique d'accouchements.

prématuré, l'écoulement des eaux n'a lieu que lorsque la dilatation est complète ; et la dilatation ne se produit qu'après le ramollissement, le raccourcissement et la dilatation du segment inférieur de l'utérus et des anneaux qui composent la base du col (Bouchacourt [1]). La poche des eaux, en dehors de son rôle de protection du côté du fœtus, joue du côté maternel un rôle important dans la dilatation du col. C'est elle qui pendant la contraction presse sur les orifices et en détermine la distension. Cette action est aidée par la présence de la tête quand celle-ci est engagée ; mais elle fait à peu près tous les frais de la dilatation quand il se présente au détroit supérieur le plan transversal du fœtus, ou que l'orifice pelvien est trop rétréci pour permettre l'engagement du vertex.

L'accouchement prématuré présente, en plus de ces phénomènes, une particularité qui le distingue de l'accouchement à terme, et qu'il est intéressant de noter. Le col utérin ayant conservé toute sa longueur, le premier effet du travail anticipé est non point de dilater l'orifice, comme chez les femmes à terme, mais de le raccourcir jusqu'à effacement complet [2]. Ce temps plus ou moins rapide exige dans l'accouchement prématuré spontané une moyenne de deux à cinq heures.

Telle est la marche de la nature, si constante qu'on peut dire, avec le professeur Bouchacourt, qu'elle est nécessaire à la bonne terminaison de l'accouchement.

Les moyens médicamenteux apportent un ébranlement général sur lequel nous avons déjà suffisamment insisté. Les contractions déterminées par le seigle ergoté sont continues, contrairement aux contractions naturelles. Les divers excitants portés sur la paroi abdominale ou sur les mamelles ne se proposent en rien l'imitation des moyens naturels. L'électricité pré-

[1] *Loc. cit.*

[2] Guéniot ; Clinique d'accouchements ; leçons recueillies par Chantreuil, 1873.

sente une action qu'il n'est pas facile de limiter au seul utérus, et, de plus, elle détermine, durant toute la durée de son application, une tétanisation musculaire qui constitue une flagrante violation du principe de l'intermittence des douleurs. Les procédés qui cherchent à provoquer le travail par l'emploi d'un tampon vaginal sont loin d'imiter la nature, qui dilate le col de haut en bas ; le tampon vaginal agit sur le col par des pressions excentriques qui s'exercent de bas en haut. Il faut se souvenir, dit, à propos de l'appareil Chassagny, M. Fochier [1] (de Lyon), que Band et Braün ont démontré que l'agrandissement de la cavité utérine se fait, à partir du septième mois surtout, par l'élongation du col. Il croit pouvoir affirmer que ce travail d'élongation se continue pendant la période de dilatation, et qu'il en constitue la partie la plus importante. Dès lors, tout moyen mécanique qui agira par pression excentrique n'aura aucune tendance à élonger le col et, partant, à opérer la véritable dilatation. Le type de cette dilatation excentrique est le petit travail des accoucheuses, et l'on sait de combien d'irrégularités dans les douleurs ce petit travail a été cause. Dans les divers ballons vaginaux, le liquide qui sert à les gonfler peut transsuder et au moins imiter un des actes de la nature, la sécrétion vaginale ; mais ils n'en participent pas moins aux inconvénients des appareils similaires.-Si l'on fait dans le ballon vaginal une pression dépassant 5 à 6 centimètres de mercure, elle est très mal supportée ; les femmes supplient qu'on la diminue, et dès lors elle devient insuffisante [2]. Les tampons ou ballons vaginaux ne sont réellement indiqués que dans les cas d'hémorrhagie ou dans ceux où l'on a intérêt à protéger les membranes, afin d'en prévenir la rupture prématurée.

Les appareils intra-utérins qui se proposent la dilatation mécanique du col, et dont l'ampoule de Barnes est le type,

[1] Lyon médical, 1882.
[2] Poullet, ibid.

tombent également sous le coup des critiques énoncées ci-dessus.
Barnes a le tort, en outre, de vouloir réglementer l'exécution de
l'accouchement prématuré, et d'assigner une marche presque
mathématique à un des phénomènes les plus complexes de la
physiologie. Une séance doit voir la terminaison de l'accouchement, et vingt-quatre heures après l'arrivée de l'opérateur tout
doit être terminé. En vingt-quatre heures, son ballon doit avoir
produit la dilatation, et l'on termine par la version [1]. N'est-ce
pas plutôt un accouchement forcé qu'un accouchement artificiel ? M Tarnier attribue à son instrument une action excitante
intra-utérine de beaucoup plus importante que celle qu'il peut
exercer sur le col. S'il agit avec plus de douceur que les ballons vaginaux, il a de plus qu'eux l'inconvénient d'exiger, pour
son emploi, l'usage de conducteurs qui doivent pendant l'opération exécuter diverses évolutions dans la cavité utérine. Mais
l'action dilatatrice constitue encore sa meilleure utilité, puisqu'il
tombe, comme les dilatateurs de Barnes du reste, dès que la
dilatation est suffisante, et que le travail ne continue pas toujours après.

Le double ballon de M. Chassagny est à la fois vaginal et utérin.
Il participe également des avantages et des inconvénients des
uns et des autres. Il agit d'abord sur le vagin, qu'il distend,
et cette distension est si douloureuse que M. Chassagny avait
été obligé d'y associer le chloroforme. Le premier ballon, en distendant la partie supérieure du vagin, produit mécaniquement et
par des tractions excentriques la dilatation du col, et ce n'est
que lorsque cette dilatation est obtenue que la seconde ampoule
peut pénétrer dans l'utérus. C'est encore là une variété d'accouchement forcé. M. Chassagny se défend de ce reproche, pour
son nouvel appareil élytro-ptérygoïde. Celui-ci agirait, selon lui,
moins par la pression extérieure, mais par la contraction vagi-

[1] Obst. Oper. London, 1871, 2e édition.

nale qu'il provoque et qui tend à faire passer le liquide et l'ampoule d ns l'utérus, de manière à réunir les deux cavités utérine
et vaginale en une seule pour le contenir. Il présente plusieurs
observations où l'effet a été accompli en quelques heures seulement. Cet appareil n'a eu d'efficacité que pendant son application ; mais ce qui prouve qu'il ne s'attache qu'à vaincre l'élasticité du col, c'est que, dans une des observations, le col s'est
refermé sur le cou de l'enfant après l'issue de la tête , et il a
fallu un second travail pour expulser le tronc [1]. Nous avons
signalé un accident de ce genre dans les observations que nous
rapportons. Ces appareils intra-utérins ont encore le défaut de
ne pas imiter l'action intermittente de la nature, et de rendre
ainsi permanente l'augmentation de pression utérine que le
fœtus est obligé de subir de ce chef. Pour M. Poullet, les appareils intra-utérins, qu'il compare à une poche artificielle des eaux,
ont l'inconvénient de dilater le col trop rapidement, avant que les
contractions indolores et prolongées l'aient allongé et effacé
complètement, et de mettre ainsi l'accouchement sur une voie qui
mène à un travail irrégulier, s'arrêtant sans aboutir, et nécessi-
tant parfois une intervention qui n'est pas sans gravité [2]. Il pense
donc que, pour provoquer l'accouchement artificiel, les meilleurs
moyens sont ceux qui éveillent très lentement les contractions
utérines et n'aboutissent qu'après un ou deux jours d'excitation. Une pareille appréciation, dans la bouche d'un inventeur
de ballon intra-utérin, a son prix.

La dilatation produite par l'éponge préparée ne produit pas
cet effacement du col, qui est le premier temps obligatoire du travail prématuré. Elle a une forme irrégulière, un contour an-
fractueux qui lui a fait préférer le laminaria par M. Guéniot.
L'usage des dilatateurs mécaniques peut répondre à quelques

[1] Chassagny ; Appareil élytro-ptérygoïde ; hémostase, ocytocie. Lyon médical,
décembre 1882.

[2] Lyon médical, 1882.

exigences pressées, ou frayer la route à un autre procédé ; mais c'est encore une manœuvre de force qui est trop peu respectueuse du tissu utérin et ne produit qu'un résultat irrégulier, appréciable seulement sur les points d'application. Tous ces appareils, du reste, qu'ils s'arrêtent dans le col ou pénètrent dans l'utérus, constituent pour l'organe maternel un traumatisme plus ou moins déguisé. Aujourd'hui que les doctrines antiseptiques ont fait faire un si grand pas à la thérapeutique chirurgicale, on ne peut se résoudre, sans hésitation, à introduire dans la cavité utérine un corps étranger qui, en dépit de toute désinfection, peut n'être pas innocent. Ce reproche pourrait surtout s'adresser au tampon, à la charpie et à l'éponge préparée. La présence de ces corps dans les voies maternelles provoque une sécrétion qui prend rapidement de l'odeur. Ceux qui portent dans l'utérus une sonde en gomme ou introduisent dans sa cavité un liquide plus ou moins antiseptique, s'exposent au même danger, et de plus à une irritation inflammatoire dont on pourrait peut-être citer des exemples. C'est ainsi que Depaul, faisant l'autopsie d'une femme chez laquelle il avait employé l'introduction de plusieurs bougies dans l'utérus pour provoquer l'accouchement, dans un cas de vomissements incoercibles, constata une rougeur foncée et de petits exsudats plastiques qu'il considérait comme la cause des troubles digestifs, mais qui pourraient bien être le fait du cathétérisme utérin [1].

La ponction des membranes exige les mêmes manœuvres intra-utérines, assez délicates quand elle est faite assez haut, et elle prive l'organisme d'un des moyens qu'il utilise le plus pour arriver à la dilatation du col, lorsqu'elle est pratiquée à la partie inférieure de l'œuf. Les excitants portés sur le col sont encore ici ceux qui remplissent le mieux les indications physiologiques. Le procédé de Giordano agit, d'après l'auteur, par l'un des trois

[1] Courrier médical, 1864.

mécanismes suivants : 1º Action stimulante sur le col qui se propage à tout le reste de l'organe ; 2º Tuméfaction que détermine le nitrate d'argent : cette modification entraîne la rupture de la synergie harmonique qui existe entre le corps et le col ; 3º Exfoliation épithéliale; c'est-à-dire, qu'en fait d'irritation on détermine un état inflammatoire qui doit provoquer le travail. Bien plus naturelle est la méthode des douches de Kiwisch. Elles s'adressent à la tonicité aussi bien qu'à la contractilité utérine. Elles exaltent la sensibilité du col et provoquent, par son intermédiaire, la série des réflexes qui constituent les douleurs. Voici comment M Bouchacourt analyse ce qui se passe dans l'administration des douches vaginales. Dès la première, il y a sécrétion abondante de mucus vaginal qui ramollit le col ; on voit ensuite le jet prolongé du liquide tiède sur les parois du vagin et le col utérin ramollir, distendre doucement ces parties. Le col, après s'être humecté, ramolli, s'efface progressivent et s'entr'ouvre. Quelques petites douleurs vagues apparaissent; les membranes font une légère saillie dans l'orifice ; les douleurs augmentent et le travail s'établit de la manière la plus naturelle. On peut le décider plus franchement ou le précipiter à l'aide du seigle ergoté ; mais rien ne presse, et l'on a plus de chances de le voir se terminer spontanément et facilement quand on l'abandonne à lui-même [1].

Le travail provoqué par les douches utérines est donc celui qui procure la dilatation du col de la manière la plus naturelle. Il n'y a d'indication à forcer cette dilatation que dans les cas absolument pressants.

[1] *Loc. cit.*

CHAPITRE II.

Les douches ne peuvent jamais occasionner de lésions aux voies génitales ni aux membranes de l'œuf (Kiwisch [1]). **Elles sont l'agent le plus innocent et d'une efficacité égale à celle de tous les autres procédés** (Silbert, d'Aix [2]).

Comme conclusions de l'examen comparatif auquel nous venons de nous livrer, nous avons proclamé la parfaite imitation, par les douches de Kiwisch, des voies et moyens qu'emploie la nature pour déterminer le travail. Il paraît naturel de penser qu'un procédé qui se montre si respectueux observateur des phénomènes naturels jouit d'une complète innocuité. Il n'en est rien cependant, et ses adversaires n'ont pas manqué de le lui reprocher.

En 1860, M. Depaul communiqua à la Société de Chirurgie le fait d'une femme qui mourut subitement pendant l'administration d'une douche destinée à provoquer l'accouchement. L'opération césarienne fut pratiquée de suite après la mort, et Depaul trouva qu'il s'échappait du fluide gazeux. Il crut dès lors pouvoir expliquer la mort par l'entrée de l'air dans les sinus utérins. Cette explication, acceptée par M. Tarnier et reproduite par d'autres accoucheurs, repose sur les bases suivantes. L'air a pénétré avec le liquide entre l'œuf et les parois utérines, pendant un mouvement d'inspiration et dans un moment de repos de l'organe. Emprisonné, par l'application de la tête, à l'orifice utérin pendant la contraction suivante, il en est chassé par elle dans les sinus utérins, et de là dans le système veineux général [3].

---

[1] *Loc. cit.*

[2] Traité pratique de l'accouchement prématuré artificiel. Paris, 1856.

[3] Bulletin de la Société de Chirurgie, 4 juillet 1860.

Cet accident est encore arrivé à Salmon (de Chartres) et à Blot en France, à Simpson en Angleterre. En Allemagne, semblable fait se produisit à la Clinique de Halle, entre les mains d'Olshausen [1], à Letzman, Lozzati et Van Leynseele. Voici le récit de celui arrivé à Ulrich, et que nous trouvons cité par M. Robert [2].

H. W., âgée de 29 ans, était à la fin de sa deuxième grossesse, qui était gémellaire. Pour accélérer le travail, on fit trois douches vaginales avec un clysopompe ; la dernière fut faite par une sage-femme. La température de l'eau était à 38° centig. Huit heures après la première injection, la patiente se leva sur son séant, puis retomba aussitôt sans connaissance, et mourut en moins d'une minute, avec une respiration convulsive et distorsion du visage. Cinq minutes après, on sentait la crépitation dans tout le corps. On ouvrit la veine médiane et l'on n'obtint que quelques gouttes de sang.—A l'autopsie, on trouva les sinus crâniens remplis d'un sang noir et fluide. Les méninges n'étaient point hypertrophiées et le cerveau normal. Le cœur était en travers de la poitrine, le droit tout à fait flasque ; les vaisseaux coronaires contenaient un grand nombre de bulles d'air ; le cœur gauche ne contenait pas de sang, le droit en renfermait un peu qui était spumeux.

Le tableau symptomatique est toujours le même : la femme, si elle est couchée, se lève brusquement, accuse une difficulté subite de la respiration, une angoisse inexprimable ; puis elle retombe, le visage pâle ou livide, le pouls imperceptible, les extrémités froides, faisant des efforts inutiles et violents pour respirer, et meurt en quelques minutes. A l'autopsie, on trouve de la crépitation dans l'utérus (Olshausen), du sang mousseux dans le cœur, le système porte (Letzmann) et surtout la veine cave inférieure et même le cerveau (Bichoff). Olshausen a trouvé de l'air dans la coronaire stomachique, c'est-à-dire dans la

---

[1] Monatsschr. f. Geburts., tom. XXIV, pag. 350.

[2] Thèse citée, et Monatsschr. f. Geburtskunde, 1858.

grande circulation et après avoir traversé les capillaires. Dans une observation analogue de Spiegelbert, les accidents se sont amendés et la femme a guéri. Sur 36 cas d'accidents rassemblés par Joulin, 10 femmes auraient succombé.

L'introduction de l'air dans les sinus utérins par le fait de la douche n'est pas démontrée, dit à l'Académie M. Salmon [1], à qui cependant un accident était arrivé. En fait, l'autopsie de la malade de Depaul n'avait pas été pratiquée, et pour Velpeau l'impossibilité de faire cette autopsie laissait planer beaucoup de doutes sur l'observation. Tout en admettant la possibilité de l'entrée de l'air dans les sinus utérins, cet illustre chirurgien la considérait comme très difficile dans sa production. Il pensait que la quantité d'air introduite dans le cœur devait être très considérable et que le sang dissolvait une grande partie de l'air qu'il avait reçu. Et encore dans ce cas, d'après la communication de Depaul lui-même, l'air venait d'un vice de l'appareil, et il faudrait exonérer la douche de Kiwisch. Hors le cas de fissure, cet accident ne peut se produire, selon M. Jacquemier [2], que si l'on néglige la précaution de remplir le tuyau avant d'introduire la canule, ou si l'on fait fonctionner l'appareil d'une manière intermittente. Les observations des autres accidents n'ont été publiées en France que d'une manière incomplète, et c'est en Allemagne qu'il faut aller puiser les documents nécessaires à ce sujet. Là, les autopsies pratiquées sont en petit nombre. On a rencontré du sang mousseux, mais on oublie de dire à quelle date après la mort a été faite l'autopsie, et quel était à ce moment le degré de la décomposition cadavérique. Du reste, en admettant la réalité absolue de cette pénétration, nous venons de voir qu'elle pouvait tenir à un vice de construction de l'appareil. Elle a pu tenir aussi à un défaut du manuel opératoire. C'est ainsi que, s'il est arrivé un accident à Blot, il n'y a pas lieu

[1] Bull. Acad. Méd., 22 juillet 1862.
[2] Dict. encyclop., art. cité.

d'incriminer la douche sur le col, puisque ce praticien introduisait la canule dans sa cavité.

Simpson faisait une injection d'air et non une douche vraie [1].
Ulrich employait les douches, en plein travail, avec une certaine
dilatation du col, et confiait la canule à une accoucheuse. Pareille
critique pourrait sans doute s'appliquer à d'autres cas. On sait du
reste qu'en Allemagne on pratique beaucoup le procédé de
Cohen, et que dans ce cas le liquide est directement injecté
entre l'utérus et les membranes. Il peut y avoir eu aussi de
simples coïncidences et quelquefois de simples ébranlements
nerveux. La mort, dans le cas d'Ulrich, n'est pas survenue au
moment de l'injection, et M. Kznarsky [2], à qui nous avons emprunté une partie des détails qui précèdent, a observé la pénétration de l'air en dehors de toute injection vaginale.

Il s'agissait d'une primipare atteinte d'hydramnios. La poche
des eaux bombait fortement et distendait les organes génitaux
jusqu'à la vulve ; elle avait le volume du poing. La femme était
alors couchée sur le côté gauche. Cinq minutes après la rupture
de la poche des eaux, des accidents se produisirent, qui furent
rapidement mortels. On trouva, à l'autopsie, du sang spumeux
dans l'utérus, et de l'air dans la veine cave inférieure et le cœur
droit.

L'air aurait été aspiré par l'utérus, dans une forte inspiration
thoracique, au moment de la rupture de la poche des eaux. Nous
avouons ne pas comprendre comment l'air a pu s'insinuer entre
les parois du vagin, écartées par la poche, et décoller les membranes pour pénétrer dans les sinus utérins. Les faits de mort subite
ne sont pas absolument rares après l'accouchement ; si dans
quelques cas on a pu invoquer une dégénérescence du cœur,
dans nombre d'autres on n'a pu observer de lésion, et force a été
d'admettre un état chloro-anémique ou une forte commotion du

---

[1] Robert ; Thèse citée.
[2] Arch. für Gynœk. Bd. XIII, H. 2, 1879.

système nerveux.Qui ne dit que ce facteur n'a pu intervenir dans quelques cas et que la douche n'ait été qu'une simple coïncidence ? S'était-on renseigné sur la sensibilité du col ou du système nerveux tout entier ? Des morts subites ont été observées dans l'état de vacuité de l'utérus, et l'on n'a pas renoncé pour cela aux injections intra-utérines, qui tendent, de nos jours, à entrer dans les mœurs obstétricales et voient s'accroître sans cesse le nombre de leurs défenseurs. M. J. Guérin avait déjà appelé l'attention sur la possibilité de l'entrée de l'air et des liquides dans le péritoine à travers les trompes utérines ; mais la clinique a permis d'observer que cette pénétration n'était possible qu'avec un appareil trop violent, comme dans le cas du Dr Mascarel rapporté par Depaul à l'Académie de Médecine en 1883, ou une dilatation pathologique des trompes, observée du reste par le Dr Kufferath [1].

Les expériences de M. Fontaine ont démontré qu'il fallait de très grands efforts et une ligature préalable du vagin sur la canule pour obtenir cette pénétration sur le cadavre. Si donc la pénétration des liquides par les trompes rencontre autant de résistance dans l'état de vacuité, elle doit être à peu près impossible quand l'utérus est occupé par un œuf arrivé au 7e ou 8e mois de son développement. Aussi n'avons-nous pas été peu étonné de voir mettre cet accident sur le compte des douches de Kiwisch dans la 5me édition du Traité de Chailly-Honoré (1867)

M. Tarnier est encore allé plus loin [2] ; en 1861, il faisait l'accouchement prématuré artificiel sur une petite femme mal conformée, accouchée d'un premier enfant à l'aide du céphalotribe. Le jet fut dirigé sur le col avec toutes les précautions désirables par l'habile accoucheur, et cependant, dès le premier

---

[1] Étude sur les injections intra-utérines pendant et en dehors de l'état puerpéral, 1880.

[2] Bull. Acad. de Médecine, 1861.

jet, cette femme devint faible, tomba en défaillance et, sans sortir
de sa langueur, accoucha dans la soirée, puis mourut. On trouva,
à l'autopsie, une perforation du vagin produite évidemment par
la douche, très bien administrée. M. Tarnier s'assura sur le cadavre qu'un pareil accident était très possible avec un instrument puissant. Les contemporains de ce fait, qui ne s'est jamais
reproduit, n'ont pas manqué d'élever des doutes à son égard.
M. Salmon[1] a fait remarquer que ce n'était qu'après la mort que
la déchirure avait été reconnue, et que son étiologie aurait
gagné a être démontrée aussitôt après l'accident. La femme était
petite, contrefaite, et le travail a encore continué un certain
nombre d'heures. Elle avait subi antérieurement des manœuvres
obstétricales de la plus haute gravité : une céphalotripsie, qui a
bien pu blesser les tissus vaginaux et diminuer leur résistance
dans un accouchement postérieur. Depaul faisait accoucher prématurément une femme à l'aide du ballon de Tarnier, lorsque
ce ballon tomba après avoir provoqué quelques douleurs. Depaul
se disposait à employer l'éponge préparée lorsque la malade, en
descendant de son lit, ressentit une vive douleur à la partie supérieure de son ventre, pâlit et mourut. On trouva, à l'autopsie,
une perforation à la partie postéro- supérieure de l'utérus, avec
dégénérescence graisseuse du tissu utérin. Le placenta était très
adhérent, et dans une première grossesse il avait fallu faire la
délivrance artificielle. M. le Dr Wienckel a publié dans le *Moniteur
des Hôpitaux*, en 1855, l'histoire d'une femme dont le rétrécissement était si prononcé qu'il dut faire l'opération césarienne.
Cette femme eut deux ruptures successives au niveau de la
cicatrice dans deux grossesses ultérieures. Il est donc permis, en
l'absence de démonstrations plus rigoureuses, d'admettre une
simple coïncidence dans le cas de M. Tarnier. D'autre part, fût-
il prouvé, M. Tarnier reconnaît s'être servi d'un jet trop fort, et

[1] *Ibid.*, 1862.

nous venons de voir que les tissus pouvaient être dégénérés. Quant aux expériences auxquelles M. Tarnier s'est livré ensuite, elles n'ont qu'un tort, c'est d'assimiler un tissu mort à un tissu plein de vie. Chez le cadavre, la seule résistance opposée aux injections est la rigidité propre des parois ; cette rigidité disparaît par le fait du ramollisement cadavérique. Dans tous les cas, la cause des accidents étant connue, il devient facile de les éviter en s'assurant d'un bon manuel opératoire. C'est ainsi que M. Saboia [1] fait maintenir par un aide le fond de l'utérus, pour éviter pendant la douche la rupture possible du vagin. Ceux qui proposent de renoncer aux douches de Kiwisch, par ce seul fait que dans quelques circonstances elles ont été mal employées et ont causé des désastres, ressemblent à un homme qui, ayant pris un couteau par le tranchant, refuserait ensuite de s'en servir parce qu'il se serait blessé une fois.

A côté de ceux qui reprochent aux douches de Kiwisch d'être trop dangereuses, se trouvent ceux qui les ont condamnées pour cause d'inefficacité. L'annotateur de Cazeaux écrit qu'elles sont trop lentes à agir et font perdre par cette lenteur tout le bénéfice de l'accouchement prématuré. Sans vouloir prétendre que les douches agissent toujours avec rapidité, il n'est pas imprudent de dire qu'elles agissent encore assez bien. De l'aveu de tous les auteurs, 10 à 12 douches constituent la moyenne nécesssaire pour provoquer le travail. Quelquefois 3 ou 4 ont suffi. Une fois Dubois a provoqué le travail avec 2 douches, Villeneuve 1 seule. Nous avons rarement eu, ces dernières années, l'occasion de dépasser à Marseille 4 ou 5. Il ne faut pas perdre de vue, dit M. Jacquemier [2], quand on apprécie la valeur d'un moyen propre à provoquer le travail, une remarque que chacun a pu faire : c'est qu'il existe des femmes chez lesquelles l'utérus obéit avec une extrême facilité, tandis que chez d'autres il sommeille pro-

[1] Traité théorique et pratique de la science et de l'art des accouchements, 1883.
[2] Loc. cit.

4

fondément et tend à rentrer dans le repos dès que l'excitation a cessé. Les douches sont encore suffisamment efficaces, et les cas exceptionnels où la douche est trop lente à agir ou insuffisante n'autorisent pas à conclure qu'elle est un moyen incertain et peu sûr. Les meilleurs se trouvent assez souvent en défaut (Jacquemier). Sur 81 observations que Stoltz a relevées, les douches ont agi seules 68 fois ; — 74 fois sur 100 selon M. Pénard [1]. Dans les 42 cas sur lesquels nous basons ce travail, 37 fois les douches n'ont eu besoin d'aucun adjuvant. Rappelons qu'il est des organismes réfractaires aux provocations, et chez lesquels, aussi bien que les douches, échoue n'importe quel autre procédé de douceur. Tout le monde connaît l'histoire de cette dame qui vint accoucher d'Amérique à Vienne, fit naufrage en mer, se trouva dans un accident de chemin de fer, et dégringola l'escalier de son hôtel, et malgré tout put accoucher à terme à Vienne, comme elle se l'était promis [2]. La durée totale de l'accouchement a été notée 41 fois : 34 fois elle n'a pas excédé cinq jours ; elle a été 17 fois de un à deux jours ; 9 fois de trois à quatre et 8 fois de cinq. Dans les 7 cas qui restent, elle a été 4 fois de six à sept jours, 2 fois de neuf et 1 fois de douze. On peut dire que cette lenteur est exceptionnelle, et que dans la moyenne des cas, en dehors des cas urgents où l'on est forcé de recourir à des moyens plus expéditifs, les douches agissent dans un délai qui n'a rien d'excessif, et qui constitue même un avantage pour la régularité du travail.

La primiparité, les positions vicieuses du fœtus ou les déviations du col, telles sont les circonstances que nous avons relevées le plus souvent dans les cas de lenteur d'action ou d'insuffisance de la part des douches de Kiwisch.

Si les douches vaginales ascendantes ont pu être dangereuses

---

[1] Guide de l'accoucheur et de la sage-femme, 1883.

[2] Vayssettes ; Thèse citée.

dans certains cas, et se montrer inefficaces dans d'autres, le même reproche pourrait bien être adressé aux autres procédés. Chacun prête, de ce côté, prise à la critique. La méthode de Kiwisch passe, et ce n'est pas bien prouvé, pour avoir entraîné la mort de plusieurs mères ; mais l'on reconnaît du moins qu'elle n'augmente pas du tout les chances de mort de l'enfant. Dans l'appréciation de toute opération obstétricale, les deux existences doivent être comptées. Les ressources de la nature tendent constamment à la conservation de la mère et de l'enfant ; et lorsque les deux choses sont impossibles, la vie de l'enfant est presque toujours sacrifiée à celle de la mère [1]. Lorsque celle-ci ne peut être sauvegardée qu'à ce prix, les accoucheurs savent bien se résigner au sacrifice, et la science des accouchements consacre un chapitre aux opérations qui le consomment. Mais en toute autre circonstance, en accouchement prématuré surtout, il n'y a de succès complet que celui qui garantit la vie de la mère sans exposer celle du fœtus. L'excellence de l'art, a dit Levret, est de sauver les deux existences à la fois. L'accouchement prématuré artificiel perd tout droit à ce nom s'il est entrepris en dehors de la viabilité fœtale ; il ne le mériterait plus s'il n'employait que des procédés qui la compromissent. Dans l'étude comparative des diverses méthodes, nous aurons donc à tenir un compte égal des dangers encourus et par la mère et par le fœtus.

Les médicaments ecboliques, nous l'avons vu, compromettent également l'une et l'autre. Ils intoxiquent la mère par le titre des doses auxquelles on est forcé de recourir. Cette intoxication se transmet au fœtus, soit directement, soit en troublant la circulation placentaire. Les tampons vaginaux, douleur à part, seraient sans danger s'ils n'occasionnaient une trop grande irrita-

[1] Playfair ; The practice of midwifery.

tion vaginale, une sécrétion odorante, avec danger de septicémie. Ce danger est moindre avec les ampoules en caoutchouc; mais, en distendant le vagin, celles-ci remplissent l'excavation et s'opposent à l'engagement du fœtus, dont elles favorisent ainsi les présentations vicieuses. Nous avons trouvé dix présentations transversales du fœtus dans quinze observations d'accouchement prématuré artificiel par le double ballon de M. Chassagny ou l'ampoule de M. Tarnier, que nous avait communiquées M. le Dr Vayssettes. Les méthodes qui exigent l'introduction de corps étrangers dans l'utérus ne sont pas les moins inoffensives. L'emploi des ampoules intra-utérines expose à la rupture des membranes et au décollement du placenta. La présence d'un ballon d'une certaine dimension dans la cavité utérine n'est pas non plus sans inconvénient. En augmentant le volume du contenu, il exerce une compression nuisible au fœtus, dont la circulation est toujours plus ou moins compromise. M. Marduel a pu, par l'auscultation, s'assurer lui-même du ralentissement des bruits du cœur du fœtus, dans ce cas [1]. La sonde et la perforation des membranes jouissent aujourd'hui de la faveur générale; ils présentent cependant les mêmes difficultés de pénétration que les précédents. Ces difficultés exposent à des lésions graves du côté du fœtus. La multiplicité même des appareils créés dans le but de rendre ces instruments inoffensifs établit d'une manière certaine l'existence de ce danger. Quant à la mère, on voit trop souvent les conséquences de manœuvres criminelles pour ne pas être autorisé à penser que les bonnes intentions de l'accoucheur ne suffiront pas toujours pour guider sa main d'une manière infaillible.

La rupture prématurée des membranes présente des inconvénients qui ont été exagérés, mais qu'on ne saurait nier. Dans l'accouchement naturel, cette rupture prématurée modifie souvent

[1] Lyon médical, 188 .

la forme du travail. La pression que la tête vient exercer directement sur le col augmente l'angoisse et la douleur des contractions utérines. A la suite de l'écoulement des eaux, la sécheresse
des parties les prédispose, selon M. Alezais [1], à être blessées par
le contact prolongé du fœtus : les inflammations consécutives,
les fistules, doivent être plus fréquentes. Dans les couches sèches,
dit M. Weber, les parties molles sont exposées à être lésées.
Mais c'est le fœtus qui a surtout à souffrir de l'écoulement prématuré des eaux. M. Alezais, sur un dénombrement de 937 cas
de rupture des membranes, cite une mortinatalité de 1 sur 12,
au lieu de 1 sur 28, proportion normale selon Collins. Dans
175 cas d'accouchement prématuré artificiel par ponction des
membranes, 68 enfants, selon Hoffmann, seraient morts pendant
le travail. Les causes de l'asphyxie sont dues à la lenteur du
travail et aux compressions que le fœtus doit supporter de la
part de l'utérus. Le cordon, que ne protège plus le liquide amniotique, a le plus à souffrir de cette compression. Il faut noter
encore les risques de procidence. M. Alezais a rencontré celle
du cordon avec une fréquence de 5 à 6 fois plus grande
que dans l'état normal. Celle des membres a été aussi fréquemment remarquée. Dans les cas de rétrécissement du bassin, ce
n'est pas sans appréhension, disait Depaul dans une clinique, que
je procède à la rupture des membranes, car il peut arriver qu'un
membre ou le cordon vienne à s'engager en même temps que
la tête [2]. On peut être quelquefois forcé, à la fin d'un travail
prématuré artificiel, de pratiquer la version. Cette opération est
regardée même par quelques auteurs comme un complément
indispensable. Or on sait de combien de difficultés elle est
entourée quand la poche amniotique est desséchée. Les procidences ne sont pas les seuls risques que courra le fœtus. La
pression directe de l'utérus sur le squelette fœtal l'expose à des

[1] Étude sur la rupture prématurée des membranes. Thèse de Montpellier, 1882.
[2] Picard ; Thèse de Paris, 1882.

fractures et à des déformations qui ont été bien étudiées par M. le D\u02b3 Conrad [1]. En pratiquant la ponction à la partie supérieure de l'œuf, on évite bien la plupart de ces accidents, mais on complique beaucoup le manuel opératoire ; on s'expose à décoller le placenta et à exercer sur l'organe maternel comme sur le fœtus les mêmes traumatismes que la plupart des procédés qui employent le cathétérisme utérin. L'appareil élytro-ptérygoïde de M. Chassagny échappe, d'après son auteur, à tous ces inconvénients : il n'exercerait pas de pression dangereuse sur le fœtus, mais il distend le vagin et favorise les présentations vicieuses en refoulant la tête. On répond à cela qu'on peut toujours faire la version, ce qui ne serait pas défavorable, la plupart des accoucheurs acceptant aujourd'hui le précepte de Barnes. Outre que la version multiplie les manœuvres et, partant, les dangers encourus par la mère, il n'est pas rare d'éprouver au dégagement de la tête des difficultés insurmontables, et tous les accoucheurs savent combien est pénible et dangereuse une application de forceps ou une céphalotripsie dans cette situation. De plus, dans cette méthode, le travail est souvent irrégulier ; la dilatation du col est obtenue avec violence. Cet organe, qui n'a pas été ramolli, qui ne s'est pas effacé et dont l'élasticité seule a été vaincue, est dans quelques cas revenu sur lui-même et s'est refermé sur la tête ou le cou de l'enfant. Le décollement des membranes par la méthode de Cohen implique à un bien plus haut degré les mêmes périls que la douche de Kiwisch et expose de plus au décollement placentaire. M. Saboia redoute également le choc que l'organisme doit éprouver par la distension de l'organe gestateur sous l'influence d'une injection de 180 grammes. Les risques encourus par la mère pendant le travail ne sont donc pas plus grands avec la douche de Kiwisch qu'avec le ballon intra-utérin, la déchirure ou le décollement

[1] Des effets de la pression intra-utérine sur le fœtus. Rev. des Scienc. médic., tom. IX, pag. 175.

des membranes. Elle n'expose en aucun cas la vie du fœtus, qui court les plus grands risques dans ces divers ordres de procédés.

La méthode de Kiwisch ne le cède pas beaucoup non plus aux autres sous le rapport de l'efficacité. Les essais de Lovati et de Bongiovanni avec le seigle ergoté n'ont pas été heureux. Sur 55 cas, Ramsbotham fut obligé d'adjoindre trente fois la ponction de l'œuf [1].

Pour la pilocarpine, nous n'avons qu'à rappeler les conclusions de Mari-Autet, reproduites par M. Charpentier [2] :

1o Dans un certain nombre de cas, les injections sous-cutanées de pilocarpine ont eu un résultat absolument négatif ;

2o Il en a été de même dans un certain nombre d'expériences faites sur les animaux ;

3o La pilocarpine peut déterminer les contractions quand la femme est déjà en travail ou arrivée au terme de la gestation ;

4o Dans quelques cas, les contractions déterminées après l'injection ont provoqué l'accouchement ; dans d'autres, leur action a été insuffisante à produire l'expulsion du produit de la gestation. Donc, conclut M. Charpentier, si à terme et pendant le travail de l'accouchement la pilocarpine semble avoir une action véritable sur la contractilité de l'utérus, avant le terme de la grossesse les injections sous-cutanées de ce médicament sont presque constamment inefficaces pour provoquer le travail prématuré. Le Dr Kröner [3] est encore plus catégorique et refuse à la pilocarpine toute action sur l'utérus. Dans un cas de néphrite chronique, il n'aurait pas réussi à provoquer l'accouchement prématuré artificiel, bien qu'avant la première injection l'orifice du col permît l'introduction du doigt, que la tête se présentât immédiatement, que ce fût une grossesse gémellaire, et

---

[1] Stoltz ; In Dictionnaire Jaccoud, art. Accouchement.
[2] Traité pratique des accouchements, 1883.
[3] Arch. f. Gynœk. Bd. XV, H. 1, pag. 92.

que chaque injection fût suivie de longs efforts de vomissements.

Le même reproche peut s'appliquer à l'action des courants faradiques. Barnes aurait réussi une fois par ce procédé et Radford trois fois ; il aurait réussi également entre les mains de Hæninger et Jacoby. Dorrington, dit Nœgele, est parvenu réellement à produire par l'électro-magnétisme les contractions utérines, mais elles étaient si faibles qu'on fut obligé de provoquer l'accouchement prématuré par la ponction. Faye, d'après Stoltz, n'aurait obtenu de résultats qu'en employant simultanément la douche de Kiwisch[1]. M. Jacquemart conclut ainsi son Mémoire à la Société de médecine de Marseille : « En aucun cas nous n'avons pu faire naître des contractions utérines alors qu'elles n'avaient pas encore spontanément paru, ce qui explique pourquoi la plupart des auteurs ont échoué dans l'application de l'électricité à l'accouchement provoqué ».

Le tampon vaginal, employé dès 1776 par Leroux (de Dijon) pour combattre les hémorrhagies, n'a pas toujours réussi à provoquer le travail. Il n'est pas exact, selon Depaul, que le tampon puisse faire naître les contractions. Depaul l'a vu, chez une femme, rester en place pendant vingt-quatre et trente-six heures sans déterminer la moindre contraction utérine. Schœller (de Berlin) a vu les contractions ne se manifester que le dix-septième jour, et Müller a noté cette absence de contractions seize fois sur cent-vingt-huit applications de tampons. Dans ces cas, il s'agissait d'hémorrhagies par placenta prævia, et le sang accumulé à sa surface jouait le rôle de corps étranger entre le tampon, l'utérus et l'œuf. Cet adjuvant fait défaut quand on l'emploie pour provoquer l'accouchement. L'usage des ballons vaginaux n'a pas eu plus de bonheur. Braün a trouvé son colpeurynter en défaut dans une première série de 5 cas de rétrécissements pelviens. Dans une autre série de 12 cas, pour des maladies de la gros-

---

[1] *Loc. cit.*

sesse, il aurait mieux réussi, probablement, ajoute Cazeaux, parce que l'organisme était mieux disposé. Dans tous les cas, il agit lentement. Le procédé de Klüge est encore plus lent : l'éponge tombe dès que la dilatation est un peu avancée ; il faut dès lors multiplier les applications, et il faut quelquefois recourir à la ponction des membranes, ce qui fait perdre une partie des avantages du procédé. Sur 70 cas rassemblés par Hoffmann [1], elle aurait échoué 7 fois, et aurait 7 autres fois eu besoin du secours d'un autre procédé. Dans 48 cas où le temps entre l'introduction et le commencement du travail a été noté, il a fallu 33 fois 24 heures, 10 fois 48, 3 fois 3 jours, 1 fois 5 jours, 1 fois 8. La durée du travail a été 9 fois de 24 heures, 14 fois de 48, 10 fois de 2 jours, 12 fois de 3 à 8 jours et 3 fois de 9 à 13. M. Charpentier attribue au ballon de M. Tarnier ce même inconvénient, chez les multipares notamment. Il est relevé également par M. Chassagny (de Lyon) : dès que la dilatation a acquis un degré suffisant, le ballon peut glisser, et il faut alors en renouveler l'introduction. Il agit cependant en 5 ou 6 heures pour provoquer les douleurs ; mais il peut tomber, et le travail s'arrête au bout de 10 ou 12 heures. Il est vrai, ajoute M. Charpentier, que le travail reprend 5 ou 6 heures après ; mais cette éventualité ne se produit pas toujours. Le procédé de Cohen provoque le travail assez rapidement ; mais si l'introduction d'une sonde suffit à obtenir ce résultat, on ne voit pas pourquoi on ne s'en tiendrait pas à cette partie du procédé. Par le procédé de Krause, les douleurs apparaissent en effet au bout d'une heure ou deux. La ponction des membranes est venue si souvent en aide aux autres procédés qu'elle est en réalité, dit M. Jacquemier, le plus employé. Ce serait celui dont l'action serait le plus rapide.

Le début des douleurs se manifeste quelquefois peu d'heures après ; il se fait attendre, dans d'autres cas, 24, 48 heures, 3

[2] Neue Zeitsch. f. Geburt., tom. XV, pag. 328, 1844 ; tom. XVI, pag. 18, et tom. XX, pag. 114, 1847.

jours, et rarement 5. La lenteur est d'autant plus grande que la rupture a lieu plus haut. Dans les cas de rupture prématurée des membranes, la règle est que l'accouchement se fasse dans les 24 ou 48 heures; mais il n'est pas rare de ne le voir se produire que beaucoup plus tard. Charpentier l'a vu une fois 44 jours après la perte des eaux chez une femme enceinte de 7 mois. Il cite également une autre femme qui a perdu du liquide amniotique depuis 27 jours au 7e mois de sa grossesse et ne s'est accouchée qu'à 9 mois révolus. M. Alezais [1] rapporte deux faits nouveaux dans sa Thèse: dans l'un, dû à M. Poucel, la rupture eut lieu 17 jours avant l'accouchement ; dans un autre, communiqué par M. Seux, 18 jours. Il présente en outre un tableau de 23 autres cas où la durée a oscillé entre 12 jours et 3 mois.

Voici, au sujet du décollement des membranes, une observation de Riecke instructive à plusieurs points de vue [2].

Il s'agit d'une femme de constitution robuste et de taille moyenne, d'une santé habituellement satisfaisante. Cette femme a eu cinq grossesses : son premier accouchement a duré 3 jours et donné naissance à un enfant mort et putréfié. Le 2e et le 3e se sont effectués à l'aide du forceps : les deux enfants sont également venus morts et putréfiés. Le 4e enfant s'est présenté en mauvaise position ; on fit la version : il était mort. Le 5e s'est présenté par l'épaule ; on fit aussi la version : il était mort et putréfié. Les 1er, 2e, 3e et 5e accouchements n'avaient eu lieu que dans la 42 ou 43e semaine. On avait constaté, en faisant la version, que le promontoire faisait une forte saillie dans l'intérieur du bassin et réduisait le diamètre antéro-postérieur à 3 pouces. En janvier 1822, cette femme étant redevenue enceinte, on décida de la faire accoucher prématurément. Le 3 février, dans la 34e semaine, le professeur Riecke, appelé en consultation, décolla les membranes au pourtour de l'orifice utérin et sans les perfo-

[1] Thèse citée.
[2] Arch. génér. de Médecine, pag. 379, 1830.

rer. Il donna du borax et du castoréum pour provoquer les douleurs, qui ne commencèrent que le 14 février. Rupture artificielle
de la poche amniotique le 16 ; un bras se présenta, on fit la
version. Le cordon ombilical n'avait que 11 pouces de long ; il
y eut un décollement du placenta, ce qui augmenta les difficultés de l'extraction. L'enfant mourut pendant le travail : il avait
l'apparence d'une maturité presque parfaite ; le diamètre bi-pariétal avait 3 pouces 4 lignes.

De nouveau enceinte en août 1823, elle devait accoucher au
commencement d'octobre. Le 3 août, on décolla les membranes
à l'aide d'un cathéter en corne légèrement courbé. Le décollement eut lieu dans une étendue de 2 pouces 1/2 à 3 pouces
tout autour de l'orifice utérin, sans douleurs pour la mère et
sans lésions des membranes. Nulle part on ne rencontra de résistance, si ce n'est au niveau de l'angle sacro-vertébral. Le travail
ne tarda pas à se déclarer et dura de six à sept jours, puis cessa.
Le 9 septembre, nouveau décollement, répété encore le 17 ;
cette fois on entama un peu les membranes, et l'on donna du
borax et du castoréum. L'accouchement se fit le 27 septembre,
dans la 38e semaine de la grossesse. La première période fut
longue; mais quand la tête eut franchi le détroit supérieur, la
poche se rompit et l'enfant fut expulsé très rapidement. Il était
petit et mesurait 3 pouces 4 lignes de diamètre bi-pariétal. Il
vécut trois semaines et les couches furent normales.

En 1824 et 1825, la même femme, redevenue enceinte, fut
accouchée, à l'aide du forceps et de la version, d'une fille à terme
mais morte. On avait fait, cinq semaines auparavant, une tentative
pour décoller les membranes à l'entour de l'orifice interne de
l'utérus. Mais cette tentative pour provoquer l'accouchement
avant terme n'avait pas eu de succès.

La méthode des douches de Kiwisch est donc réellement d'une
efficacité et d'une sécurité suffisantes. Si quelques-uns des acci-

dents qu'on lui attribue sont réels, la cause en étant connue, on peut toujours, comme le pense Jacquemier, les éviter en s'assurant d'un bon fonctionnement de l'appareil, d'un jet modéré ; en évitant, quels que soient la direction, le resserrement et la longueur du col, de diriger le jet dans l'axe de sa cavité ; en s'assurant, en un mot, d'un bon manuel opératoire. C'est ce qui va faire l'objet du chapitre suivant. Plusieurs cas d'ailleurs peuvent se présenter : dans le premier, le col est long, dévié, l'orifice interne est fermé ; c'est de beaucoup le plus fréquent à 7 ou 8 mois de grossesse, et c'est l'état normal chez toutes les primipares. Dans ce cas, on n'a absolument rien à redouter. Dans le second, le col est mou, entr'ouvert et dans l'axe du vagin ; dans ces conditions, un jet, même modéré, peut, selon M. Jacquemier, décoller les membranes et pénétrer dans les sinus utérins. M. Laborie [1] propose de mettre un tampon d'ouate dans l'orifice pour prévenir cet accident (autant vaudrait se servir d'éponge préparée); du reste, avec la précaution d'introduire le spéculum, on l'évite facilement et cette introduction devient inutile. Il nous semble toutefois qu'on peut encore considérer plusieurs cas : quand la tête se présente, qu'elle appuie sur l'orifice et qu'il n'y a pas encore de contractions, il n'y a pas grand'chose à redouter. Quand le col commence à se dilater et que les contractions s'établissent, et c'est ce qui a eu lieu dans le cas de Depaul; quand aucune partie fœtale n'est engagée et que la poche bombe bien, l'accident est possible ; mais alors le travail est commencé, on l'abandonne généralement à lui-même, et il n'y a pas lieu de continuer les irrigations.

[1] Bulletin de la Société de Chirurgie, 14 juillet 1860.

CHAPITRE III.

Ce procédé est facile à employer ; ne prend pas beaucoup de temps, puisque chaque application ne dure que quelques minutes ; il est, de plus, susceptible d'une graduelle augmentation de puissance, attendu que l'on peut se servir d'eau plus chaude ou bien prolonger chaque séance. On peut encore rapprocher les douches, si bien que la durée du procédé est laissée à la volonté de l'accoucheur (Kiwisch[1]).

Le procédé des douches, dit M. Bourgeois [2] (de Tourcoing), appartient à la méthode des stimulants directs de l'utérus. Le col subit le premier cette influence et se contracte ; cette contraction gagne le corps de proche en proche ; après la contraction des fibres du col survient la période de relâchement ; c'est pendant cette période que les fibres du corps, continuant à agir sur le col utérin, le tirent en tous sens et le dilatent. Cette action excitante de l'eau chaude est des plus naturelles si l'on réfléchit à la vascularisation du col pendant la grossesse et à l'état d'éréthisme qu'il présente pendant tout ce temps. L'énergie de la douche vaginale ascendante est influencée par la température de l'eau et la force du jet ; elle varie avec la durée et le point d'application. Telles sont les questions principales soulevées par le manuel opératoire.

Tout d'abord, il importe de distinguer deux manières d'administrer les douches. Dans la première, on fait plutôt des irrigations vaginales continues. Ce sont de simples lotions destinées plutôt à déterger le vagin et les culs-de-sac qu'à produire une

---

[1] *Loc. cit.*
[2] Gaz. des Hôpitaux, 1855.

excitation énergique sur le col. La femme est placée au bord du lit ; un drap en caoutchouc est placé au-dessous d'elle pour diriger le liquide qui a servi vers un récipient placé sous le lit. Au-dessus, à une hauteur variable, mais toujours modérée, est un seau dans lequel plonge l'extrémité d'un tube en caoutchouc. Sur le trajet de ce tube existe un renflement destiné à produire le vide et à amorcer l'appareil. L'écoulement se règle à l'aide d'un robinet. Pour éviter encore plus de mouiller les objets de literie, Aran a proposé une sorte de sonde à double courant, avec un bouchon obturateur. La sonde est introduite dans le vagin, tandis que le tampon en obture l'entrée. Avec cette sorte de douches, il est difficile de provoquer le travail, fît-on passer dans le vagin des hectolitres de liquide. Ce contact, prolongé à une température un peu élevée, n'est pas absolument sans danger. Nous avons noté deux observations où une vaginite et des ulcérations vaginales furent produites par des irrigations qui n'étaient peut-être pas sans analogie avec celles-là.

Les douches proprement dites ont plus d'énergie : il faut, pour les pratiquer, obtenir un jet continu, qui sera dirigé pendant un temps variable, mais toujours peu prolongé, sur le col de l'utérus. Nombreux sont les appareils destinés à procurer ce résultat. Celui qu'a décrit Kiwisch en 1846 consistait en une boîte rectangulaire de fer-blanc de 20 centim. cubes environ, d'où descendait un tube en fer-blanc de 0,27 millim. d'épaisseur. Ce tube, en plusieurs pièces s'emboîtant mutuellement et pouvant glisser les unes sur les autres pour être allongées ou raccourcies selon les besoins, était muni d'un robinet à sa partie inférieure. Un second tube en caoutchouc se fixait à l'extrémité du premier et se terminait par une canule dont l'ouverture mesurait de 2 à 5 millim. Cet appareil est analogue à celui dont se servait Busch [1] pour remplir son ampoule et dont se sert encore

---

[1] N. Zeitsch. f. Geburts., tom. IV, pag. 276, 1836.

M. Chassagny pour gonfler la sienne. Braün et Scanzoni [1] recommandèrent des appareils moins volumineux et portatifs. Celui de Scanzoni est une caisse cubique renfermant une pompe aspirante et foulante qui communique avec un tuyau en caoutchouc.

En France, Dubois se servit d'abord de l'appareil de Kiwisch ; il lui substitua bientôt le grand irrigateur du Dr Éguisier. Cet instrument est encore trop volumineux, peu portatif et d'un prix élévé. Aussi M. Mathieu construisit-il, en 1855, un appareil à air comprimé, analogue à celui qui chasse l'air dans le pulvérisateur de Richardson. Cet instrument, tout entier en caoutchouc, se composait d'un long tube sur le trajet duquel se trouvaient deux sphères creuses ; une des extrémités du tube se terminait par un ajutage en plomb destiné à plonger dans le réservoir d'eau ; l'autre, par un tube qui doit être porté dans le vagin. Des pressions alternatives sur la sphère la plus rapprochée du réservoir chassaient l'air, qui était remplacé par l'eau ; celle-ci, après avoir rempli le tube, puis la première sphère, pénétrait dans la seconde. Un système de soupapes disposées entre les deux sphères empêchait le reflux du liquide. Les pressions continues distendaient considérablement la deuxième sphère, qui, revenant sur elle-même par son élasticité, chassait le liquide par l'extrémité opposée.

Stoltz employa, comme Kilian l'avait déjà fait, une simple pompe à main, de jardin. Cet appareil a parfaitement réussi entre les mains de M. le Dr Combe dans une de nos observations. M. Migon conseille une pompe aspirante et foulante, avec réservoir sur le trajet du tube, pour régulariser la force et la continuité du jet. Mathieu a fabriqué, depuis, un deuxième appareil sur ce principe. On en trouve la description et la figure dans le livre de Fletwood Churchill [2]. C'est une pompe aspirante et foulante fixée à la partie supérieure d'un récipient sphérique. Le

---

[1] Klinik. f. Geburtsk. und Gynœkol., liv. I, pag. 142.

[2] Traité pratique des Maladies des femmes, trad. française. pag. 491, 1865.

tout peut être appliqué par une vis à pression sur le bord d'un seau ou tout autre réservoir. De la partie inférieure du récipient part un tube qui plonge dans le liquide ; à côté de son origine et latéralement, est adapté un second tube par où s'échappe le jet. Un jeu de valvules placées en sens opposé produit, par l'une l'aspiration de l'eau, et par l'autre la pousse dans l'orifice de sortie, d'où elle est lancée sans avoir été mélangée à l'air du récipient.

C'est cet instrument qui est journellement employé à la Maternité de Marseille, et nous pouvons affirmer que le maniement en est d'une très grande simplicité. Un autre appareil analogue a été construit sur les indications de M. le professeur Pajot : il a le même récipient et le même corps de pompe; seulement, le tube de sortie s'adapte au-dessus et non au-dessous du réservoir ; de telle sorte qu'à un moment donné, une fois l'appareil amorcé, il n'y a plus d'air dans son intérieur. On peut aussi faire usage d'un simple clysopompe, et si l'on n'avait pas d'instrument sous la main, il est bon de se rappeler que tout réservoir assez élevé, muni d'un tube long et flexible, remplit le même but (Cazeaux).

Quel que soit l'appareil auquel on ait accordé la préférence, l'important est d'obtenir un jet continu qu'on puisse modérer à volonté. Kiwisch plaçait son réservoir à $2^m,50$ de hauteur ; on obtient avec le grand irrigateur Éguisier un jet de 3 à 4 mèt., de 5 mèt. et plus avec l'appareil en caoutchouc de Mathieu, de 3 mèt. environ avec les appareils à pompe que nous avons décrits. La hauteur du réservoir dans les systèmes qui le comportent; l'aide du robinet, si l'on emploie les irrigateurs ; le nombre de coups de piston, si l'on utilise la pompe : tels sont les moyens qui servent à modifier l'énergie de ce jet. On s'efforce en général d'obtenir une force modérée, un jet trop violent pouvant être dangereux, et un jet trop faible courant le risque de rester inefficace ; une force de projection de 2 à 3 mèt. est suffisante pour éviter ces deux inconvénients. C'est celle qu'on emploie à la Maternité de Marseille ; elle a toujours réussi et n'a jamais produit d'accidents.

L'énergie de la douche de Kiwisch est non-seulement influencée par la force du jet, mais elle est encore modifiée par la température du liquide employé. Les douches froides, dit M. Siredey [1], sont toniques et excitantes ; les chaudes sont calmantes et résolutives. Selon M. L. Obet [2], sous l'action de l'eau chaude à 37°, il y a augmentation de la sensibilité tactile ; cette sensibilité est émoussée si l'action de la douche est prolongée ou si la température de l'eau est élevée. A une température moyenne de 37°, il y a augmentation de l'irritabilité musculaire ; mais avec une injection pratiquée à 45° ou avec une douche prolongée, il y a amoindrissement de cette irritabilité.

Ces données théoriques nous donnent la clef du *modus agendi* de la douche vaginale et nous fournissent des renseignements très utiles pour préciser le degré de température à employer. La douche a une double action à produire : au début, à mettre en jeu l'irritabilité tactile et musculaire du col, c'est l'opinion de M. Bourgeois, citée au début de ce chapitre ; et puis, quand cette excitation a réveillé tout l'appareil utérin, elle doit amener ou favoriser la résolution musculaire et nerveuse du tissu primitivement influencé, de telle sorte que les fibres longitudinales du corps, entrées en contraction les dernières, puissent exercer librement leur action sur le col, sans résistance aucune de sa part.

L'action excitante de la douche n'a lieu qu'au début, et une température de 37° serait la plus propre à la favoriser, de même que l'action énervante de la fin est accrue par une élévation de température. Si l'on ne cherchait à produire que l'excitation, c'est aux douches froides qu'il faudrait s'adresser. Celles-

[1] Dict. Jaccoud, pag. 673, 1872.
[2] Union médicale de Rouen, 1881.

ci seraient cependant plus mal supportées par les femmes, qui se plaignent d'avoir été refroidies, et n'atteindraient pas non plus entièrement le but. Les Anglais ont employé, selon la méthode de Tyler Smith, les douches chaudes et froides alternativement. Ils commencent par la douche chaude, qu'ils font suivre, immédiatement ou à un long intervalle, de la douche froide. C'est, d'après nos prémisses, plutôt le contraire qu'il faudrait pratiquer. Les auteurs classiques sont unanimes pour recommander une température de 30 à 40', avec faculté d'augmentation suivant les besoins. C'est cette température que la pratique, confirmant la théorie en ce point, semble aussi conseiller.

Dans 25 observations, nous avons trouvé la température notée en même temps que la durée nécessaire pour provoquer le travail.

Froid.......	1 fois..........		3 jours.
25°..........	2 —		4 à 5 jours.
30 à 40°....	17 —	7.	1 jour.
		5.	2 —
		2.	3 —
		2.	5 —
		1.	9 —
40 à 50°....	2 fois.........		2 —
60°.........	3 —		4 à 5 jours, avec un insuccès.

Il semble résulter de ce tableau que l'énergie de la douche vaginale croît jusqu'à une température moyenne de 37 à 40°, et resterait stationnaire ou ne ferait que décroître pour des températures beaucoup plus élevées. M. Bouchacourt, dans l'observation recueillie par M. Chavannes, a fait porter l'augmentation de température d'une douche à l'autre. Nous proposons de la produire pendant la durée même de l'opération. On peut choisir, par exemple, une température initiale de 37°, que M. L. Obet nous a montrée très propre à exciter la sensibilité et la contractilité utérine, puis élever progressivement cette température jusqu'à 45°, que le même auteur recommande comme très propre à obtenir la résolution. Cette pratique serait très rationnelle et aurait le mérite d'être d'accord avec les données théoriques de l'hydrothérapie.

La durée de la douche est encore un des moyens donnés par tous les auteurs pour augmenter son énergie. Cette durée est ordinairement de 10 à 15 minutes. Elle a été, dans quelques cas, portée à une demi-heure. Dans 23 cas où cette durée a été notée en même temps que l'intervalle nécessaire pour provoquer le travail, nous avons trouvé :

1 fois.	3 minutes........	12 heures (Combe).	
1 —	4 —	.... 3 jours (Aubinais).	
2 —	10 —	.... 2 à 16 heures (Villeneuve).	
14 —	10 à 15 min. 11 fois. 2 jours.		
	{ 1 —	9 douches (primipare).	
	2 —	5 jours (ostéomalacie, présentation d'épaule).	
2 —	15 à 20 —	2 jours. (Une fois 4 jours de travail, primipare.)	
3 —	15 à 30 — 1 —	2 jours.	
	{ 1 —	3 jours. 2 jours et demi de travail, primipare.	
	1 —	5 jours. Ponction des membranes encore 1 jour.	

La moyenne de 10 à 15 minutes est la plus favorable. Il ne faut pas perdre de vue cependant que d'autres causes appartenant, soit à la mère (l'état du col, la primiparité, par exemple), soit au fœtus (présentation transversale), peuvent influencer la sensibilité de l'organe maternel à la douche de Kiwisch avec non moins d'efficacité que la durée de celle-ci. Dans onze observations tirées des archives lyonnaises, nous avons été frappé de la quantité énorme du liquide qu'il a fallu employer. Nous ne trouvons pas moins de 5 cas où l'on a dépassé un hectolitre. Valette, cité dans la Thèse de M. Vaysettes, a employé une fois 1,200 litres sans succès. L'accouchement ne s'est terminé que dans une moyenne de cinq jours.

Une question assez importante à éclairer est encore le nombre de douches à donner par jour. Nœgele et Gremser en conseillaient 2 ;

Cazeaux, 3. Ce chiffre a été dépassé par quelques praticiens qui n'hésitent pas à renouveler les séances toutes les trois heures. Six heures d'intervalle et trois douches par jour sont la moyenne à recommander.

La douche, pour être efficace, doit être dirigée sur le col. Dans une observation de Dubois, plusieurs douches n'avaient rien produit, quand une nouvelle irrigation, dirigée sur le col par M. Campbell lui-même, réveilla les contractions. L'excitation du vagin est beaucoup plus lente à produire de résultat, et cette irrigation prolongée expose aux lésions inflammatoires que nous avons trouvées relatées chez deux femmes de la Maternité de Lyon. C'est aussi en douchant les culs-de-sac qu'on pourrait reproduire l'accident de Depaul.

La femme est placée au bord du lit, dans la position ordinaire des opérations obstétricales. On prend, pour garantir le lit, les précautions que nous avons décrites plus haut. On peut aussi laisser asseoir la patiente sur un bidet. L'accoucheur doit diriger lui-même la canule sur le col, en se servant de son index pour conducteur. Le jet est unique ou en pomme d'arrosoir. Ce dernier est plus propre à éveiller la sensibilité, mais le premier est préféré comme plus apte à ramollir le col. Quoi qu'il en soit, l'opérateur ne doit pas le diriger toujours sur le même point, mais varier les points d'application, en contou rnant doucement le col. Pour augmenter son efficacité, Blot introduisait la canule dans la cavité cervicale, et Devilliers a proposé l'introduction d'une sonde à double courant pour faire une injection intra-utérine. Ces modifications n'ont pas été heureuses et ne sont plus employées aujourd'hui. Le jet ne doit être dirigé que sur le col ; nous avons établi, quelques lignes plus haut, qu'il était inutile et dangereux de doucher les culs-de-sac. Il est non moins périlleux de pénétrer dans la cavité : les accidents rapportés au chapitre précédent en font foi. C'est pour cela que l'opérateur ne doit

confier à personne le soin d'exécuter ce temps de l'opération.
M. Siredey recommande l'introduction préalable d'un spéculum
qui embrasse bien le col, de manière à favoriser l'écoulement du
liquide, qui ne doit pas séjourner dans les culs-de-sac. Ce conseil,
que nous avons retrouvé avec plaisir dans le livre de MM. Delore
et Lutaud, a été mis en pratique, d'une manière très heureuse,
par notre ami et ancien collègue M. le Dr Fanton.

Un jet d'eau modéré, une canule et un spéculum, tel est tout l'arsenal nécessaire pour provoquer l'accouchemént par le procédé
de Kiwisch. Il n'exige aucune préparation préalable de la femme
ni habileté exceptionnelle de l'accoucheur, et s'applique à toutes
les situations et à tous les états du col. Quelle autre méthode
présente un manuel opératoire aussi simplifié ? Ce n'est pas celle
des ballons intra-utérins. Il faut toute l'habileté de leurs inventeurs pour les introduire convenablement; de plus, cette opération n'exige-t-elle pas elle-même une première dilatation du
col ? Elle est extrèmement difficile, pour ne pas dire impossible,
chez les primipares, quand existe une déviation du col ou que
la tête est profondément engagée. Ces ampoules constituent aussi
des appareils spéciaux, et, comme telles, difficiles à remplacer
quand elles viennent à se détériorer. Il suffit pour cela qu'elles
soient restées quelque temps inactives. De l'aveu de tous les
accoucheurs, cet accident se présente quelquefois, et dans une
seule séance on peut faire ainsi une grande consommation d'appareils. On a cité comme un grand inconvénient de la méthode de
Kiwisch, d'obliger le praticien à parcourir plusieurs fois par
jour quelquefois d'assez grandes distances, et l'on a conclu qu'il
était préférable d'adopter le principe de Barnes: terminer toutes
les fois en une séance et par une seule opération. C'est là un
désidératum chimérique dans bon nombre de cas, violent et
dangereux dans presque tous les autres. Il n'est pas encore
prouvé que les diiatateurs intra-utérins agissent en une séance,
et M. Tarnier s'est beaucoup avancé, au dire de M. Charpentier,

quand il affirme qu'une seule application de son appareil suffit presque toujours. M. Charpentier a démontré qu'il tombe souvent dès que la dilatation du col est suffisante pour le laisser passer, et que le travail n'en continue pas toujours après. Dans le cours de nos observations on en peut trouver des exemples.

Le dilatateur de Barnes est absolument dans le même cas. C'est ce que M. Dumas a observé, en mai 1882, à la Clinique obstétricale de Montpellier, dans une observation publiée par M. Gerbaud, chef de clinique [1]. Seul l'appareil de M. Chassagny n'a pas besoin de dilatation préalable du col et agit assez vite ; il est même moins exposé aux ruptures, parce qu'il utilise des vessies d'animaux. Mais la douceur de son application ne saurait être comparée à celle des douches de Kiwisch. Le col est violenté, et M. Chassagny avoue lui-même qu'on a pu la comparer au petit travail des matrones.

Les procédés qui vont exciter la muqueuse utérine elle même décollent l'œuf ou déchirent les membranes. Ils nécessitent tous un cathétérisme utérin qui n'est pas toujours facile à une époque de la grossesse où l'axe du col ne correspond pas à celui du vagin, et qui est accompagné quelquefois de manœuvres encore plus délicates. Comme simplicité instrumentale et commodité de manuel, les douches de Kiwisch ne le cèdent à aucun autre procédé, et méritent le premier rang. Ce moyen se recommande, pour M. Villeneuve [2] (de Marseille), par la simplicité de son exécution et par la facilité avec laquelle on peut l'employer partout où l'on pourra se procurer un clysopompe à jet continu.

[1] Montpellier médical, 1882.
[2] Revue médicale, 31 mai 1855.

CHAPITRE IV.

Indications et Contre-Indications.

L'ensemble des indications laisse encore beaucoup à désirer. Cette méthode s'applique-t-elle à tous les cas (insertion vicieuse du placenta, éclampsie) où il faut agir vite? Ne pourra-t-on pas étendre le cercle de ses applications aux accouchements qui se prolongent par rigidité du col? Verrait-on un danger à y recourir dans les cas d'enchatonnement du placenta?

Telles étaient les considérations par lesquelles se terminait le Mémoire de M. Bouchacourt, en 1855. Le petit nombre de faits publiés alors ne pouvait permettre d'y répondre. Ces documents, aujourd'hui plus nombreux, et disséminés dans des travaux quelquefois différents, nous ont paru devoir être utilement résumés et discutés ici.

Sans entrer dans le détail d'une énumération qui nous entraînerait trop loin de notre sujet, disons d'abord que l'accouchement prématuré artificiel est entrepris dans deux séries de cas qui sont loin d'exiger la même rapidité d'exécution.

Dans la première catégorie, se rangent les cas où l'accouchement n'est provoqué avant son terme normal que pour éviter une trop grande disproportion entre la tête fœtale et les diamètres pelviens. C'est quelquefois le fœtus qui est plus volumineux, par le fait d'une nutrition trop avancée ou par celui d'une prolongation excessive de la gestation. Le plus souvent c'est le bassin qui est exigu, soit par un vice de conformation du squelette, soit par le développement d'une tumeur.

Cette source d'indications est la plus anciennement connue et la plus fréquemment remplie. Dans ce cas l'accoucheur, instruit, la plupart du temps, par une parturition antérieure, a eu le temps de s'assurer de l'époque de la grossesse et de l'étendue du rétrécissement. La date de l'opération a été sérieusement débattue, et choisie de telle sorte que, tout en n'excédant pas les limites compatibles avec l'étroitesse du bassin, le développement du fœtus lui assure le plus de chances de viabilité possibles. Un procédé infidèle, qui mettrait trop longtemps à agir, pourrait faire perdre au fœtus le bénéfice de l'opération, en lui laissant atteindre des dimensions hors de proportions avec celles du détroit maternel. Tel est le cas cependant de quelques procédés incertains, comme l'administration du seigle ergoté, la titillation des mamelles ou l'application de l'électricité. On ne peut pas dire qu'il en soit de même par la douche de Kiwisch. Un retard de quatre ou cinq jours ne compromet aucun résultat, et c'est dans ces cas, où l'accoucheur n'obéit à aucune indication pressante, qu'il a tous loisirs pour provoquer l'accouchement à son aise et en conduire la marche avec ménagements.

Les chances de succès augmentent au contraire en raison directe de la douceur employée. L'accoucheur doit tenir compte de ce délai opératoire dans la fixation de la date où la grossesse doit être terminée.

Paul Dubois et Depaul ont fait ressortir de quelles difficultés était entouré un diagnostic exact de la grossesse, diagnostic dans lequel, quelle que soit l'habileté de l'accoucheur, peut se glisser une erreur de dix à quinze jours. La détermination du volume de l'enfant est non moins délicate. Pourquoi exiger dès lors, dans le procédé opératoire, une rigueur qui n'est pas dans les éléments du diagnostic ? L'accoucheur n'a-t-il pas tout le temps, en général, pour peser consciencieusement toutes ces difficultés avant de fixer irrévocablement le jour de son intervention?

Les rétrécissements du bassin favorisent, on le sait, les présentations vicieuses du fœtus. Souvent l'accouchement ne pourra être terminé que par la version. Cette considération exclut l'emploi des procédés qui passent pour favoriser cette cause de dystocie, comme les ampoules intra-utérines. Une autre raison de les repousser encore, c'est qu'ils n'assouplissent pas assez le col pour rendre cette intervention finale sans danger. Dans une observation due à John Byrne [1], on employa la méthode de Barnes à sept mois, chez une femme qui avait un bassin de 7 à 8 centimètres et avait été accouchée une première fois à l'aide de la céphalotripsie. La main ne put être introduite parce que le col était encore rigide et mal dilaté. On réussit cependant à faire la version bi-polaire.

Dans le cas de rétrécissements pelviens, il est de règle que la partie fœtale ne s'engage pas ou reste longtemps au-dessus du détroit supérieur. Cette disposition prive le col d'un des agents de sa dilatation, et expose le fœtus à des procidences qui peuvent être dangereuses pour lui. C'est une raison pour ne pas favoriser une situation déjà aussi périlleuse par l'emploi des ballons et tampons vaginaux, et de ne pas en accroître les inconvénients par la rupture prématurée des membranes. Ce n'est pas sans trembler, disait Depaul dans une clinique, que je me résous, dans ces cas de rétrécissement, à percer la poche des eaux. Il peut en résulter la procidence du cordon ou des membres de l'enfant. Le travail est ralenti ordinairement par l'absence de cette poche, qui fait seule dans ces cas les frais de la dilatation; et l'intervention finale, qu'il faut toujours prévoir, recevra de ce chef une notable aggravation.

En général, à l'époque où l'on se décide à intervenir pour un rétrécissement pelvien, le col est fermé et encore élevé, surtout s'il s'agit d'une primipare. L'introduction de sondes, de bougies

[1] The Dublin Journal of medical Sciences, pag. 238, septembre 1875.

ou d'éponges préparées dans le col devient une opération extrê·
mement difficile, quelquefois impossible, et qui exige dans tous
les cas beaucoup d'habileté. Chez les multipares, cet inconvénient
est moins à redouter ; mais chez ces femmes, il existe quelquefois des déplacements utérins, et l'on a dû se livrer à terme à des
manœuvres très laborieuses : faire des tractions très énergiques
avec le forceps et quelquefois le céphalotribe. Le col a subi de
vrais traumatismes, il a été déchiré, et il peut en résulter des
cicatrices vicieuses qui rendent parfois fort difficile la détermination exacte de sa position et du point précis où il faut arriver
pour l'introduction de l'éponge préparée ou de la sonde utérine.
Cette coïncidence d'opération antérieure doit également rendre
très circonspect sur l'emploi des ballons qui distendent la cavité
utérine : des ruptures pourraient bien résulter de ce fait. L'introduction de corps étrangers est, pour les mêmes raisons, une opération sur laquelle on devrait être réservé.

Les douches de Kiwisch n'ont aucun de ces inconvénients.
Elles s'appliquent quel que soit l'état ou la situation du col, res-
pectent la poche des eaux, assouplissent et lubréfient les organes maternels, de manière à rendre facile toute intervention à la
fin. Elles ne sauraient créer de dangers, le col étant long ou dévié
le plus souvent. Dans les cas où il est dans l'axe du vagin, il est
rarement ouvert, et, quand la dilatation commence, le travail
est alors suffisamment excité. Si les douleurs se ralentissent,
on peut toujours recourir à un autre procédé dont l'exécution
se trouve alors facilitée. Quand la tête, par exemple, est engagée,
et la dilatation avancée, il peut être utile de déterminer la rupture des membranes. Les grands bains, le seigle ergoté et même
l'électro-magnétisme, peuvent être utilisés dans les autres occa-
sions. C'est aussi avec une dilatation commencée, et quelquefois aucune partie fœtale dans l'excavation, que les ampoules
dilatatrices paraissent nettement indiquées.

Quand le défaut de proportion entre les parties fœtales et

maternelles est le résultat d'un volume exagéré du fœtus ou d'un retard de la parturition, l'accouchement prématuré artificiel est justifié par les risques que ferait courir au terme naturel, à la mère et à l'enfant, une application de forceps laborieuse ou une céphalotripsie. L'opération présente, au point de vue du choix du procédé, les mêmes indications que pour les rétrécissements du bassin.

Merriman a admis la primiparité comme une contre-indication de l'accouchement prématuré, artificiel, tant à cause de l'incertitude sur la conduite à tenir que de la rigidité du col. C'est dans ces cas que les douches de Kiwisch se sont montrées le plus paresseuses. C'est dans ces cas aussi qu'elles offrent le moins de dangers, et qu'elles sont quelquefois la seule intervention possible d'exécuter.

Les seules conditions qui pourraient contre-indiquer l'emploi des douches sur le col seraient une sensibilité exagérée de cet organe, ou un état inflammatoire chronique de l'utérus ou des annexes. Ces contre-indications, relevées par Kufferath [1] à l'encontre des injections intra-utérines, pourraient s'appliquer dans quelques cas aux douches de Kiwisch. Une dilatation avancée ou l'existence de contractions utérines sont, il est inutile d'y insister, des raisons suffisantes pour s'abstenir ou s'arrêter.

Quant aux altérations pathologiques du col : cancer ou ulcération, rien ne prouve qu'elles constituent des contre-indications absolues. Les femmes atteintes de cancer ou d'ulcération du col utérin pratiquent d'ordinaire les injections d'une manière banale et ne s'en trouvent pas mal.

Nous citons, dans nos observations, une femme qui avait des végétations dans le vagin et sur le col : les douches ont augmenté la leucorrhée, et rien de plus. Peut-être, dans les deux observations où l'on a constaté, à l'autopsie, une vaginite avec

---

[1] *Loc. cit.*

ulcérations, y avait-il état phlegmasique antérieur ; mais les renseignements font défaut à ce sujet. On comprend toutefois que la répétition des douches à une haute température puisse occasionner une poussée aiguë, quand il existe une inflammation passée à l'état chronique, et, sans en faire une contre-indication absolue, peut-être y aurait-il lieu d'être très réservé à cet égard.

M. Kleinwachter [1] a eu recours à la pilocarpine dans un cas où le cathétérisme n'avait pu être pratiqué, et où les douches, dit-il, étaient impraticables à cause d'une fistule vésico-vaginale. Nous ne croyons pas non plus que cette circonstance soit absolument une contre-indication ; avec l'aide du spéculum, la douche pourrait être administrée facilement et sans danger. Le col est souvent déformé par des cicatrices ; quand existe une lésion de ce genre, et en dehors des moyens incertains, comme la pilocarpine, la douche est souvent le seul mode opératoire que l'on puisse appliquer ; le cathétérisme du col peut échouer, et les ballons dilatateurs ne sauraient être proposés. L'appareil de M. Chassagny ne serait pas plus heureux, et, suivant la théorie même de l'auteur, il passerait entièrement dans la vessie et distendrait la fistule aussi bien et mieux que l'orifice utérin.

Quand l'accouchement prématuré artificiel est entrepris pour mettre fin à des accidents compromettants pour la vie de la mère ou pour celle de l'enfant, l'urgence est beaucoup plus pressante, et les partisans de la rapide dilatation du col retrouvent l'avantage et condamnent avec apparence de raison tous les autres procédés. Ils n'ont qu'un tort : c'est de vouloir étendre leur verdict à tous les cas, ce qui ne serait pas juste, ainsi que nous nous proposons de le démontrer. Il est des cas où l'urgence de terminer rapidement le travail est extrême ; il est des cas où elle est moindre ; il en est d'autres où elle n'existe pas

---

[1] Arch. f. Gynœk. B. XIII, H. 2, pag. 280.

G. Léopold, après Stehberger [1], a proposé de faire l'accouchement prématuré artificiel, dans les maladies graves de la mère, quand il n'y a plus d'espoir de la sauver, et pour éviter l'opération césarienne *post mortem*, qui donnerait peu de chances de vie au fœtus. Birkerod [2] l'a pratiqué avec succès dans un cas de paraplégie traumatique dont la mère devait mourir. En Amérique, le Dr Edward Loring [3] l'a conseillé pour éviter la cécité dans les cas graves de rétinite albuminurique, d'amaurose urémique ou d'atrophie blanche du nerf optique. Sans discuter dans cette série de cas l'utilité de l'accouchement prématuré artificiel, nous sommes autorisé à dire qu'il n'y a pas urgence bien grande à en conduire rapidement l'exécution et, partant, rien qui autorise à rejeter les procédés de douceur. Quand la vie de la mère est très compromise par une maladie chronique, il est rare qu'il n'y ait déjà quelque disposition au travail abortif, et la mort de la mère n'empêcherait pas de faire immédiatement l'accouchement forcé avec la main, ce qui permettrait d'éviter l'opération césarienne, unique préoccupation de Léopold. Cette méthode est née, selon M. Poullet [4], en 1745, le jour où Rigaudeau (de Douai) fit la version chez une femme qu'il croyait morte depuis deux heures, et qui revint à elle et guérit. Après vingt ans de discussions dans toutes les Sociétés savantes, cette méthode est connue de nos jours sous le nom de méthode de Rizzoli (de Bologne), qui s'en est fait le plus ardent défenseur.

On a proposé encore l'accouchement prématuré artificiel dans le cas de goître suffocant, de maladies graves, d'ictère ; ces indications, encore très discutées, se rencontrent rarement et ne réclament jamais une intervention hâtive.

Dans une deuxième série où l'urgence, sans être extrême, est

---

[1] Arch. f. Gynœk., 1881. B. XVI, H. 2, pag. 299, et B. I.

[2] Hospital Tidende. R. II, 38, 1875.

[3] New-York med. Journ., 20 janvier 1883.

[4] Lyon médical, 1882.

cependant plus prononcée, méritent d'être rangés les troubles
digestifs, vomissements ; les troubles circulatoires, affections
cardiaques, hydropisies ; et les troubles excrétoires, albuminurie.

Dans le cas de vomissements incoercibles, l'intervention opératoire est fort discutée. Quand ils se montrent à la fin de la
grossesse, et c'est alors que l'opération, qu'ils autorisent, peut
porter le nom d'accouchement provoqué, ils ont déjà déterminé
du côté de l'utérus une tendance à l'accouchement. Dans bon
nombre de cas, ils cèdent à la cautérisation du col ou à la dilatation forcée même temporaire, comme Copeman [1] en a cité des
exemples. Ils pourraient, à cause de cela, être comparés aux douleurs violentes causées par les fissures à l'anus, et qui cèdent,
on le sait, à la dilatation forcée. Dans les cas, de plus en plus rares, où l'intervention sera indispensable, rien ne contre-indique
l'emploi des douches sur le col, qui ne peuvent au contraire
qu'avoir une action favorable. M. Lizé (du Mans) a obtenu un
succès relatif par son emploi [2]. Nous avons rapporté plus haut
un cas de mort de la mère et de l'enfant par la sonde, entre les
mains de Depaul. Le cas suivant, de M. Chassagny, ne fut guère
plus heureux [3]. Claudine C..., 25 ans, avait eu cinq accouchements laborieux, qui n'avaient cependant pas nécessité d'intervention. Dans une sixième grossesse, elle fut prise de vomissements incoercibles, et l'on dut à six mois et demi faire l'accouchement prématuré. On se servit de l'éponge préparée, puis du
double ballon de M. Chassagny. L'accouchement n'eut lieu qu'à
la fin du troisième jour : enfant mort-né. Il se présentait par le
vertex, avec procidence d'une main. On avait fait la rupture artificielle des membranes et le col s'était refermé. On dut faire
la dilatation avec les doigts pendant 40 minutes, et puis la ver-

[1] Revue médicale, 1874.
[2] Bulletin de Thérapeutique, 1860.
[3] Communication de M. le Dr Vaysseltes,

sion, qui fut laborieuse. On amena un pied et l'on exerça les tractions dessus. Les vomissements n'ayant pas cessé, la malade dut passer dans un service de gynécologie.

Quand l'indication opératoire est fournie par une affection cardiaque, il n'est pas très urgent de terminer au plus tôt. On pourrait craindre d'autre part l'action fâcheuse que pourraient exercer, sur la circulation d'abord, la sensibilté cardiaque ensuite, la présence de ballons volumineux dans l'utérus. Rappelons l'influence de la plénitude utérine sur la pathogénie des palpitations, de la dilatation et de l'hypertrophie du cœur gauche ; l'exacerbation qu'elle apporte au rétrécissement aortique, ainsi que l'a récemment signalé M. Landouzy [1], et tous ces troubles gravido-cardiaques dont l'étude est récente et remonte à peine à MM. Peter et Budin.

Ces accidents surviennent à la fin de la grossesse, et la plupart du temps cèdent, selon M. Hugott [2], à un traitement médical. Mais quand l'intervention sera nécessaire, rien ne contreindique le choix de la méthode de Kiwisch. D'autres fois, au moment du travail, par suite des efforts violents que fait la femme, des troubles cardiaques graves peuvent se produire et forcer le médecin d'abréger la durée de la parturition, sous peine de voir la femme en proie à de redoutables accidents. Dans ces cas encore, il paraît peu logique d'augmenter la plénitude utérine, cause des accidents, et plus rationnel de la diminuer. Dans ces conditions d'urgence, après s'être assuré d'une position favorable du fœtus, il est préférable de ponctionner l'œuf à sa partie supérieure, d'autant plus que, si le travail n'en reçoit pas de suite une accélération, la déplétion de l'utérus amène un soulagement immédiat. Cette conduite est surtout recommandable quand on est obligé d'intervenir pour une hydramnios. La douche de

[1] Gazette des Hôpitaux, janvier 1884.
[2] Presse médicale de l'Est, juillet 1880.

Kiwisch, pour passer au second plan, n'en reste pas moins un complément très utile, et dans une de nos observations nous avons vu M. Benicke [1] l'employer isolément avec succès.

Les troubles nerveux urémiques ou épileptiformes, et les hémorrhagies de la fin de la grossesse, nécessitent une thérapeutique plus active, où la douche de Kiwisch ne paraît devoir jouer aucun rôle. Pour ce qui est des accès d'éclampsie, tous les cas ne peuvent être comparés. Chez telle femme, l'intoxication est moindre, les accès lents à venir, le col peu résistant : les douches de Kiwisch peuvent encore agir seules et avec assez d'efficacité. Ajoutez à cela que l'organisme est disposé au travail, et vous aurez la raison pour laquelle tous les procédés doivent réussir. Nous avons deux observations dans ce cas : trois douches et douze heures ont suffi, mais les enfants étaient morts. Les douches ont très bien réussi également à M. Combe dans un cas de dypsnée, quand l'éclampsie n'était pas déclarée et qu'il n'existait encore que des menaces. Dans des circonstances analogues d'œdème et de dyspnée rapportées par M. Picard [2], chez une primipare de 33 ans et à huit mois de grossesse, on essaya inutilement de faire la ponction des membranes, le col étant long et fermé. Les accès se déclarèrent dans la nuit et la femme succomba sans avoir été délivrée.

A côté de ces cas, il en existe d'autres où les accès sont subintrants; l'attaque a été en quelque sorte foudroyante. Nous sommes fondé à croire que dans les cas de ce genre tous les procédés doivent échouer, et qu'il n'est qu'une intervention rationnelle, l'introduction forcée de la main dans l'utérus. Cette introduction est favorisée par le relâchement musculaire de la période de coma, et peut être préparée par les divers dilatateurs

[1] Berlin, klin. Woch, n° 52, 1879.
[2] Thèse citée.

métalliques connus. En 1873, M. le Dr Leriche [1] (de Mâcon) a obtenu en deux heures cette dilatation forcée à l'aide de la main seulement. L'œdème des parties génitales était tel qu'il ne put faire manœuvrer une pince à polypes pour obtenir la distension du col.

Le plus souvent, sans être moins graves, les accidents ne parraissent pas devoir être aussi rapidement mortels, et si l'intervention doit être rapide, c'est pour tirer l'enfant du péril qu'il court. M. Braxton Hicks [2] a démontré que, en même temps qu'une convulsion éclatait, existait dans l'utérus une contraction énergique et prolongée. Cette contraction est une des causes du péril encouru par le fœtus et une raison pour hâter la délivrance par l'accouchement forcé, dont Barnes se déclare un zélé partisan. M. Laroyenne [3] recommande dans ces cas les moyens les moins douloureux, ce qui renferme la condamnation des tampons vaginaux, sans en excepter le double ballon de M. Chassagny, dont la douleur trop accusée pourrait provoquer le retour des accès éclamptiques. M. Chassagny affirme que ce danger n'est plus à redouter avec le nouvel instrument élytro-ptérygoïde. Cet appareil lui a donné un succès, publié par le Dr Olliviers [4].

Il s'agissait d'une primipare présentant, au huitième mois de sa grossesse, des accès formidables d'éclampsie et une grande quantité d'albumine dans les urines. Le col commençait un peu à se dilater, et il existait de légères contractions utérines qui témoignaient déjà d'un travail abortif. Entre le premier et le deuxième accès il y avait eu quatre heures d'intervalle ; il y eut trois quarts d'heure seulement entre le deuxième et troisième, entre lesquels on avait appliqué l'appareil. Celui-ci fut laissé en place deux heures et amena une dilatation comme une pièce de

---

[1] Revue médicale.
[2] Annal. Gynéc., 2 mai 1883.
[3] Thèse Vayssettes. Lyon, 1882.
[4] Lyon médical, 1883.

5 francs. Le travail ne continuant pas après, on fit la version ;
mais le col, qui était très souple quand on le touchait, devenait
rigide dès qu'on essayait de compléter sa dilatation. On eut
malgré cela un succès.

M. Laroyenne regarde l'appareil de M. Tarnier combiné à la
chloroformisation comme la thérapeutique la plus innocente
de l'éclampsie lorsque le travail n'est pas commencé. Une pratique de onze cas l'a convaincu que le temps écoulé entre le
moment de l'application et celui de l'expulsion du fœtus ne
dépasse pas vingt-quatre heures, et souvent ne l'atteint pas.
Chez une malade de MM. Lacour et Marduel, arrivée vers la fin
de sa grossesse et primipare, l'enfant mort fut expulsé quatorze
heures après l'application de l'ampoule Tarnier ; dix-huit heures
après chez un autre. M. Delore a obtenu par le même moyen
l'accouchement en douze heures, dans un cas où les douches
avaient échoué : l'enfant et la mère moururent.

M. Fochier préfère les sondes, dont il multiplie le nombre
pour activer davantage le travail. Dans un cas, il eut un enfant
vivant,et la mère mourut le quatrième jour, après avoir éprouvé
des accidents septicémiques. Dans un cas d'éclampsie, M. Chassagny, assisté de MM. Ogier, Noack et Laure, en présence d'attaques très violentes, le double ballon ne produisant pas une dilatation assez rapide, fut obligé de débrider le col et de faire la
version pour amener un enfant mort. Chez une autre malade de
M. Chassagny dont l'observation a été publiée plus récemment,
l'accouchement fut provoqué en trois heures, pendant le coma,
à sept mois de grossesse, et avec une vessie vaginale unique.
Au bout de ce temps, on put introduire la main dans l'utérus
et faire la version ; mais le col utérin se referma sur le cou
de l'enfant, qui périt à ce moment [1].

Villeneuve [2] (de Marseille) employa l'éponge préparée,en 1847,

[1] Lyon médical, 1882.
[2] Mémoire sur l'accouchement provoqué prématuré. Marseille, 1847.

chez une primipare à huit mois de grossesse ; la dilatation eut
lieu en quelques heures, la rupture des membranes fut pratiquée
le soir, et l'accouchement eut lieu dans la nuit à l'aide du
forceps. La mère succomba et l'enfant a vécu. M. Picard [1] rapporte, entre autres faits d'éclampsie où l'on fit la ponction des
membranes, celui d'une femme presque à terme, qui, malgré
une ponction pratiquée le 23 novembre et qui donna issue à
150 gram. de liquide, succomba le 25, sans commencement de
travail.

On a conseillé récemment l'usage de la pilocarpine, à la fois
contre les accidents urémiques et pour provoquer le travail.
L'action sudorifique et déplétive de ce médicament, jointe à
ses qualités ecboliques, le recommandait puissamment dans les
cas d'éclampsie. Dans trois cas où M. Saenger [2] l'a employé à la
dose de $0^{gr},02$, les crises ont paru s'arrêter ; mais les malades
furent prises de suffocation, causée par l'impossibilité d'avaler
leur salive secrétée en trop grande abondance. L'auteur en
conclut que la pilocarpine est un bon remède au début du mal,
mais qu'il est dangereux d'y recourir quand le coma a supprimé
l'action réflexe.

Dans les cas graves d'éclampsie, tous les procédés ont pu avoir
des succès, mais ils ont aussi, nous venons de le voir, éprouvé
des revers. Les douches ont été inefficaces à produire le travail,
seules, hormis les cas où existaient des menaces d'avortement.
Elles ne méritent pas cependant d'être totalement repoussées,
et peuvent être très utiles à produire ce commencement de
ramollissement du col, nécessaire à l'introduction du ballon de
Tarnier, qui est, selon M. Laroyenne, la thérapeutique la plus
digne d'être recommandée. Ce moyen peut encore échouer
cependant, ainsi que l'a rapporté M. Picard, chez une femme où
les douches, le dilatateur de Tarnier et l'éponge furent sans

[1] Thèse citée.
[2] Arch. f. Gyn., vol. XIV, 3ᵉ fasc.; et Annales de Gynécologie, juillet 1880.

résultat, tandis que le travail commença deux heures après la ponction. C'est donc le procédé auquel on s'adressera en dernier ressort.

Nous en arrivons aux hémorrhagies de la fin de la grossesse, aux insertions vicieuses du placenta. En 1864, Greenlagh (de Londres), peu satisfait des résultats obtenus par les diverses méthodes de traitement employées contre cet accident, se demanda s'il n'y aurait pas lieu d'intervenir plus tôt par l'accouchement prématuré artificiel. Plusieurs raisons militaient en faveur de cette manière de voir. La plupart du temps, l'accouchement se fait prématurément, par le fait seul de l'insertion placentaire sur le col : 169 fois sur 276 cas rassemblés par M. le Dr Pluyette [1]. Par l'intervention artificielle, on évite cette série d'hémorrhagies qui affaiblissent la mère, la conduisent au terme de la gestation dans un tel état d'anémie qu'elle ne peut survivre à un travail généralement laborieux ; de plus, les chances de viabilité du fœtus sont à peu près compensées.

Les injections intra-vaginales ont été employées quelquefois dans les cas d'hémorrhagies par insertion placentaire. Nous voyons Seyfert, cité par M. Pluyette, adopter la ponction des membranes pour terminer promptement l'accouchement, et les injections d'eau glacée dans le vagin pour tarir l'hémorrhagie du début. Nous produisons une observation de M. Bourgeois (de Tourcoing), dans laquelle l'accouchement prématuré artificiel fut entrepris dans un cas d'insertion vicieuse du placenta et exécuté avec les douches chaudes de Kiwisch. Le placenta était inséré centre pour centre ; la dilatation se fit en deux jours, et il n'y eut aucun écoulement sanguin. Dans deux cas, M. Chassagny a employé son double ballon. Le travail se termina toujours rapidement, mais, une fois, la mère succomba à la suite de l'hémorrhagie.

[1] Étude historique sur l'insertion vicieuse du placenta. Thèse de Paris, 1882.

Lorsque l'hémorrhagie se déclare au terme de la grossesse et que le travail est commencé, c'est à l'accouchement forcé que l'on a plutôt recours. C'est lui qui a été le plus anciennement pratiqué. Cette thérapeutique, qui remonte à Guillemeau et Ambroise Paré, a ses inconvénients ; ils n'échappèrent point à Ph. Peu, qui écrivait un demi-siècle avant Levret : « Forcer et dilater l'orifice de la matrice par violence, c'est autant de morts ou de vies qu'on précipite et qu'on prodigue ». C'est pour le justifier qu'on avait inventé la théorie du col dilatable et non dilaté, contre laquelle Barnes s'est élevé. On est, dans tous les cas, dans la plus complète incertitude sur sa dilatabilité, et l'on s'expose à le contusionner, le déchirer, et à produire des phlébites consécutives. Nœgele a vu dans tous les cas où l'on avait fait la dilatation artificielle pour causes d'insertion vicieuse du placenta, quelque habilement qu'ait été pratiquée la version, quelque rétraction qu'ait subie l'utérus après la délivrance, un suintement sanguin qui a toujours persisté jusqu'à la mort, et l'autopsie a révélé invariablement une déchirure plus ou moins complète du col.

Pour Edward Rigby, on ne doit pas introduire la main avant que la nature ait montré quelque disposition à s'aider elle-même, c'est-à-dire avant que l'orifice utérin ait acquis une certaine largeur. Mais que de fois, s'écrie M. Pluyette, à qui nous empruntons ces détails, le danger sera plus pressant, et que de fois il y aura contraction spasmodique du col !

Le trismus du col utérin s'observe, selon M. George Roper [1], surtout dans un travail prématuré, lorsque le col et le segment inférieur de l'utérus sont incomplètement développés, et il est généralement associé à une insertion vicieuse du placenta. Cette opinion est étayée par quatre observations dans lesquelles on peut constater l'insuccès de la dilatation mécanique du col.

[1] Annales de Gynécologie, novembre 1881.

1° Primipare : travail à la fin du huitième mois, placenta prævia central et hémorrhagie ; rupture artificielle des membranes et séparation de la zone cervicale du placenta ; trismus du col, dilatateurs cervicaux employés avec anesthésie sans résultats ; décollement et extraction du placenta tout entier ; décomposition du fœtus ; délivrance par la version podalique ; mort deux heures après la délivrance.

2° Onzième grossesse : travail à la fin du septième mois ; rupture prématurée des membranes ; placenta prævia partiel ; présentation de la face ; procidence du cordon ; légère hémorrhagie ; trismus du col ; insuccès de la dilatation cervicale ; décollation et céphalotripsie ; périmétrite consécutive, dont guérison.

3° Primipare : présentation transversale ; placenta prævia partiel ; hémorrhagie et trismus du col ; décollement du placenta aussi haut que le doigt peut atteindre ; version podalique ; éviscération ; déchirure du col pendant l'extraction de la tête ; mort deux heures après la délivrance.

4° Deuxième grossesse : travail à la fin du septième mois ; hémorrhagie grave ; placenta prævia central ; présentation transversale ; trismus du col ; version podalique ; mort avant que la délivrance pût être achevée.

C'est cette considération qui a conduit Dubois, comme Smellie l'avait déjà fait, à débrider le col. Depaul et Chailly-Honoré y ont également eu recours. Ce débridement n'est pas sans danger, car l'on s'expose à léser les parties voisines, et l'on ne sait pas à quelles limites s'arrêtera l'incision. Ne serait-il pas préférable, étant donnée l'action sédative des douches sur le col, jointe aux propriétés hémostatiques de l'eau chaude dans les métrorrhagies, de recourir dans ces cas aux irrigations de Kiwisch ? Aujourd'hui comme en 1855, nous ne pouvons que poser la question : il n'existe pas de documents suffisants pour y répondre d'une manière satisfaisante. Dans 139 cas de placenta prævia traités par l'accouchement forcé, M. Pluyette a trouvé 76 mères mortes et 73 enfants. On a dû recourir alors à d'autres manœuvres d'ocytocie et d'hémostase, moins meurtrières.

Le plus doux des moyens proposés est connu sous le nom de méthode de Puzos. Se basant sur la lenteur du travail dans les cas de placenta prævia aboutissant à l'inertie utérine, et sur ce fait que la perte diminue avec l'accélération du travail, Puzos a proposé la ponction des membranes pour faciliter cette accélération. Le retrait utérin est favorisé par l'écoulement du liquide, et la tête appuie mieux sur le col, où elle agit comme tampon. On reproche à ce procédé de ne pas être constamment efficace pour combattre l'hémorrhagie, et d'augmenter les difficultés d'une version qu'on est presque toujours obligé de faire plus tard. Sur 18 cas, dont 2 accouchements gémellaires, M. Pluyette a trouvé pour ce procédé une mortalité de 3 mères et 10 enfants. Gendrin avait même conseillé de faire cette ponction à travers le placenta quand celui-ci est inséré centre pour centre. M. Pluyette fait remarquer que l'on ignore l'épaisseur du placenta, qu'on s'expose à blesser le fœtus, si l'on se sert d'un instrument aigu, et que, si l'instrument est mousse, la pression qu'on est d'obligé d'exercer pour perforer le placenta en amène le décollement. On a donc, réunis, les inconvénients de ces deux procédés. On ouvre, de plus, une voie nouvelle à l'hémorrhagie, d'autant plus dangereuse pour le fœtus qu'on est dans le voisinage du cordon. Sur 52 cas, 31 mères et 20 enfants sont morts (Pluyette).

Le décollement du placenta dans sa totalité, comme l'a pratiqué Simpson, est basé sur une erreur de physiologie. La source de l'hémorrhagie, pour cet auteur, était le placenta, mais le sang coulait par les vaisseaux maternels. Ce procédé, vivement combattu par Barnes et Grenser notamment, était désastreux pour l'enfant. Le décollement limité à la zone cervicale, tel que le professait Barnes, n'apporte pas une bien grande amélioration de ce côté.

Tels sont les inconvénients de ces méthodes, qui ont amené l'usage du tampon. Leroux (de Dijon) l'avait déjà proposé en 1776 pour arrêter la perte par la formation d'un caillot sanguin. Stein (de la Haye) s'est emparé de cette idée et a préconisé l'introduction d'une vessie de cochon, qu'on insufflait une fois placée. La substitution de l'eau en a fait le tampon de Schœller, et celle d'un ballon Gariel à la vessie a donné naissance au colpeurynter de Braün. Ces ballons, ne comprimant que la face vaginale de la matrice, sont, quoique rarement, la cause d'une hémorrhagie interne, et c'est pour éviter cet inconvénient que M. Chassagny a proposé son double ballon. Les deux lèvres du col se trouvent enchâssées par le ballon supérieur, et l'hémorrhagie est arrêtée. Cet appareil ayant perforé le placenta dans un cas où la femme mourut d'hémorrhagie, l'auteur a donné le conseil de le décoller dans une petite étendue pour ouvrir la voie à l'appareil. C'est la dilatation forcée du col jointe au décollement placentaire. Nous ne reproduisons pas la liste de leurs inconvénients. Cet instrument est en outre, comme tous les appareils similaires en caoutchouc, susceptible de se détériorer et de manquer au moment voulu. Le nouvel appareil élytro-ptérygoïde, qui échappe à ces dernières critiques, ne peut éviter les premières.

En 1875, M. Émile Bailly prit la défense du tampon et démontra son efficacité comme hémostatique. Il agit encore, quoique plus rarement, pour provoquer le travail, et son action se trouve augmentée dans ce sens par la présence du caillot sanguin. Cette dernière action est cependant incertaine, et Schœller (de Berlin) a vu une fois ce tampon à la charpie en place dix-sept jours sans provoquer le travail. M. Blot l'a vu produire la septicémie avant l'accouchement, par putréfaction du caillot. Quand le col n'est pas dilaté, le tampon est, selon M. Bailly, le meilleur traitement auquel on puisse recourir ; mais, en présence des inconvénients du tampon à la charpie, nous préférerions les vessies d'animaux ou les ballons Gariel.

Cette digression paraît nous avoir entraîné hors de notre sujet. Cependant tous les moyens que nous venons de voir employés pour obtenir l'hémostase sont aussi ocytociques et absolument

similaires de ceux qui servent à provoquer le travail. En présence du petit nombre de cas où l'accouchement prématuré
artificiel a été pratiqué pour obéir à cette indication, c'est dans
les faits de travail à terme que nous avons dû chercher les
éléments nécessaires pour poursuivre notre comparaison. Si le
tampon est aujourd'hui le traitement adopté, si la ponction des
membranes a de sérieux avantages, ces deux méthodes ont
aussi quelques inconvénients, et il ne serait peut-être pas sans
utilité, dans quelques cas peu pressants, d'employer sur le segment inférieur de l'utérus les douches chaudes, dont les propriétés hémostatiques ont été récemment mises en relief *post
partum*.

Ne pourra-t-on pas étendre le cercle des applications de la
douche aux accouchements qui se prolongent par rigidité du
col ; verrait-on un danger à y recourir dans le cas d'enchatonnement du placenta ? Telles sont les dernières questions posées
par M. le professeur Bouchacourt dans le Mémoire que nous
avons eu l'honneur de citer.

Pour M. Bourgeois[1] (de Tourcoing), les douches peuvent être
employées, de préférence au seigle ergoté, dans tous les cas où ce
médicament est indiqué. Elles raniment les douleurs suspen-
dues, augmentent leur énergie, et calment les contractions
spasmodiques. Elles combattent la rigidité du col que l'on observe
chez les femmes âgées primipares.

Pour lui, dans les cas de suspension, de faiblesse ou de
ralentissement des contractions, les douches réussissent très
bien, car le plus souvent une douche suffit. Il appuie cette affir-
mation sur les trois observations suivantes :

1° Une primipare de petite taille et à terme était en travail
depuis le 20 mars 1853, 5 heures du soir. Le 21, les douleurs

---

[1] Gazette des Hôpitaux, 1855.

étaient assez fortes, mais le 22 elles avaient cessé, la femme étant dans l'anxiété ; après avoir attendu encore deux heures, M. Bourgeois lui administra une douche de 6 litres d'eau chaude pendant un quart d'heure environ. Il y eut trois contractions pendant la douche, et quinze l'heure suivante. La douche était donnée à 9 heures ; à 11, la poche des eaux se rompait spontanément, et l'accouchement avait lieu heureusement une demi-heure plus tard.

2º La femme, âgée de 36 ans, est multipare, robuste. Le travail a débuté le 13 mars 1853 par de fortes douleurs. Le col est effacé, mollasse, largement ouvert, et la tête élevée. Le lendemain 14, les douleurs ont cessé ; il n'y a rien non plus le 15 ; la main pourrait être introduite dans l'utérus. Le 16, à 5 heures du matin, douches de vingt minutes sur les bords de la matrice ; deux contractions pendant la douche, dix dans la demi-heure qui suit. L'accouchement eut lieu à 6 heures du matin.

3º La femme avait 32 ans et avait eu trois accouchements antérieurs. Elle était affaiblie, en travail depuis le 10 mars, 10 heures du soir. Les douleurs, d'abord régulières mais lentes, avaient cessé. Le col était mou et ses bords dilatables. La dilatation atteignait 3 ou 4 centim. Aucun obstacle ne s'opposait au travail, l'appareil musculaire seul semblait manquer de force. Le 13, on donne une douche de un quart d'heure, à une heure et demie du matin ; trois contractions ont lieu pendant la douche, et l'accouchement a lieu trois quarts d'heure après.

Toutes ces femmes ont eu des suites de couche normales.

P. Dubois a aussi employé les douches utérines dans le même but, et en a publié l'observation dans son Mémoire de 1853. Il s'agissait d'une femme arrivée au terme d'une première grossesse, en travail depuis deux jours, et sans résultat. Le col était effacé, l'orifice dilaté de quelques millimètres ; mais la tête était immobile et le travail suspendu. Au lieu du seigle ergoté, usité en pareil cas, P. Dubois fit donner une douche, qui fut suffisante pour rappeler les douleurs et achever la dilatation.

En 1879, un auteur anglais, Kilner[1], qui s'occupait de cette question conclut en ces termes : « Lorsque la dilatation et le ramollissement du canal vagino-vulvaire se font attendre et entravent le travail, on peut recourir avec avantages à plusieurs injections chaudes intra-vaginales. L'injection se fait avec un appareil quelconque, pourvu que la canule soit sufffisamment longue pour atteindre le fond du vagin.. Elle dure de cinq à vingt minutes selon les cas. Le liquide employé n'est que tiède d'abord, mais on le réchauffe successivement jusqu'à l'amener à 40° environ. La dilatation et le relâchement des parties ne tardent pas à se produire de un quart d'heure à une heure ; mais il faut être prévenu que souvent les douleurs deviennent très vives ; d'une façon générale cependant, les femmes se déclarent soulagées ».

Les faits publiés à l'appui de cette pratique sont trop peu nombreux pour porter un jugement définitif. Cependant il ressort de ces faits, comme l'indique Bourgeois, que les douches auraient une action supérieure à celle du seigle ergoté. Elles sont tout aussi promptes et efficaces, et n'exposent pas aux dangers de rupture utérine ou vaginale et de fistule, que le seigle ergoté fait courir à la femme, non plus qu'à ceux d'asphyxie dont il menace le fœtus. L'action du seigle ergoté est brutale, provoquant des contractions qui sont continues, tandis que les douches agissent avec bien plus de ménagements et selon la nature, en ramollissant le col, assouplissant les parties molles et facilitant admirablement le travail d'expulsion. Pour employer le seigle ergoté, il faut que le travail soit déjà avancé, que le col soit effacé, que les bords du segment utérin soient ramollis, que

[1] The Lancet, vol. I, pag. 439, 1879.

la dilatation soit facile et que les parties externes n'offrent pas trop de résistance, sans quoi on pourrait s'exposer à de graves accidents. Les douches, au contraire, peuvent être employées aussi bien au début du travail qu'à tous les degrés de la dilatation.

Cette dernière assertion a été cruellement démentie par quelques accidents que nous avons rapportés. M. Jacquemier s'en autorise pour proscrire d'une façon absolue les douches à une période avancée du travail. Il est cependant des cas à distinguer: quand le travail a cessé complètement, en opérant avec prudence, en se servant du spéculum, on ne s'exposerait pas beaucoup ; il serait plus imprudent d'administrer une douche quand les douleurs sont simplement ralenties. La douche ne nous paraît devoir être utilisée que dans le cas de cessation complète du travail et quand le col s'est refermé ; dans toute autre circonstance, les grands bains sont aussi efficaces et moins dangereux, et, si la dilatation est avancée, la rupture de la poche des eaux n'a plus d'inconvénients.

Les douches vaginales ont été aussi employées dans les cas de contractions spasmodiques de l'utérus, et M. Bourgeois en rapporte deux cas :

1° Chez une primipare de 23 ans, et de bonne constitution, le travail allait bien, et les douleurs étaient fortes et périodiques. Elles devinrent plus tard continues, avec paroxysmes d'exaspération, face rouge, sueurs et tremblement des membres. Une douche apaisa tous ces symptômes, puis le travail reprit naturellement, et l'accouchement se termina d'une façon favorable.

2° Dans un autre cas, deux douches n'eurent que peu d'influence, et il fallut recourir à l'opium.

Si cette action des douches de Kiwisch était vérifiée, elle deviendrait un titre de plus à leur emploi dans les cas de placenta prævia que complique souvent le trismus du col. Cette question de spasme du col nous amène naturellement à étudier les douches de Kiwisch quand le col est rigide, soit par le fait d'une cicatrice vicieuse ou d'une induration pathologique, soit par celui d'une rupture prématurée de la poche des eaux. M. Alezais[1], après avoir rappelé les tentatives de Hugenberger et Huter pour remplacer la poche disparue par une vessie animale, s'est demandé si l'on ne contribuerait pas mieux à favoriser le *modus agendi* de la nature en faisant des injections tièdes fréquemment répétées dans les cas de lenteur du travail, et de rigidité du col après déchirure prématurée des membranes. Les grands bains et les bains de siège, auxquels on a recours en cette occurrence, ont certainement en plus l'avantage d'agir sur l'état général de la femme et de modérer l'éréthisme nerveux ; mais le contact de l'eau n'est qu'intermittent et n'a pas la même efficacité que le suintement dû à la rupture de la poche, que l'on imiterait mieux, ce lui semble, par les injections sus-mentionnées. M. Bourgeois a rapporté dans le même Mémoire encore plusieurs faits qui seraient entièrement favorables à cette manière de voir. Dans deux cas, une seule douche suffit pour ramollir le col et dilater l'orifice. Dans un troisième, il en a fallu trois. Il conclut de là que dans la rigidité simple du col, qu'elle dépende d'un spasme ou d'une pléthore locale, les douches sont très utiles, de même que quand le col se rétracte après la rupture des membranes. Quand il y a induration, bride cicatricielle, hypertrophie, cancer, on peut toujours employer les douches avant d'entreprendre une autre opération.

A propos de la rétention du placenta, voici une observation de M. A. Perigal qui montre bien qu'il n'y a pas de danger à se servir des douches de Kivisch[2].

---

[1] Thèse citée.
[2] The Lancet, vol. II, pag. 276, 1879.

Au troisième mois d'une septième grossesse, une femme de 28 ans eut une fausse couche, avec perte abondante et persistante. L'utérus était augmenté de volume, sans contraction aucune. Le col n'était pas dilaté; l'extrémité du doigt s'y engageait avec peine, et on sentait une masse molle qui semblait devoir être le placenta. Une potion à l'ergot de seigle n'amenant que peu de résultat et les accidents étant menaçants, on se décida à pratiquer des injections intra-vaginales. On obtint ainsi un double résultat : l'hémorrhagie diminua et le col se dilata ; on put dès lors introduire le doigt, détacher et extraire le placenta.

Cette observation peut être rapprochée d'une autre de M. Chassagny[1], à l'avantage de son appareil. Mme L... est accouchée seule d'un fœtus de cinq mois ; le cordon a été rompu au ras de l'insertion, le col s'est refermé, et au bout de trois jours rien n'annonce une prochaine expulsion. L'appareil élytro-ptérygoïde est introduit : il détermine immédiatement des douleurs énergiques et précipitées ; au bout d'un quart d'heure, il est enlevé : le col est notablement dilaté, le placenta engagé, et, après un nouveau quart d'heure, les douleurs, qui n'ont pas discontinué, en amènent l'expulsion.

La méthode des douches est plus simple, et, si elle est aussi efficace, il n'est jamais mauvais d'avoir deux moyens au lieu d'un.

Nous en dirons autant de l'emploi des douches dans les hémorrhagies *post partum*. Voici comment agit l'appareil de M. Chassagny. La vessie introduite dans la cavité utérine se moule sur toutes les anfractuosités et obture tous les orifices vasculaires. En distendant l'utérus, il reconstitue le gravidisme et détermine immédiatement d'énergiques contractions. Il n'y a qu'à vider ensuite le ballon d'une façon intermittente, par l'ou-

[1] Lyon médical, 1882.

verture du robinet, pour constater la formation du globe rassurant des accoucheurs. On peut cependant prévoir des cas où la reproduction de ce gravidisme ne sera pas très goûtée de la mère; dans quelques autres, l'écoulement pourra reprendre après le retrait de l'instrument, dont l'application n'est pas toujours facile, et qu'on n'a pas toujours sous la main. Il faut savoir alors que les injections d'eau chaude ont été depuis longtemps préconisées pour arrêter ces sortes d'hémorrhagies. M. Bourgeois déclare que ces injections lui ont toujours réussi dans les cas d'hémorrhagies *post partum*, par inertie utérine, dans lesquels il les a employées. Elles agissent par action réflexe et d'une façon plus persistante que l'eau glacée. L'action de l'eau chaude a été bien étudiée par M. Gusserow [1] dans la métrorrhagie. Employées 10 fois dans des cas d'hémorrhagies par atonie de l'utérus, elles ont été efficaces dans 7, douteuses dans 2, nulles dans 1. Dans 7 cas d'hémorrhagie par rétention du placenta, elles sont restées sans effet tant que l'utérus n'a pas été vidé, mais très efficaces après, pour déterminer les contractions utérines et arrêter la perte. M. Gusserow conclut que l'eau chaude n'a d'action hémostatique que lorsque l'hémorrhagie est liée à l'inertie utérine, qu'elle est dans ces cas supérieure aux autres méthodes par la promptitude de ses effets et son innocuité. Par ses effets revivifiants, stimulants, l'eau chaude ranime les malheureuses femmes exsangues, les réchauffe, ce qui, ajouté à ses propriétés hémostatiques, en fait un remède précieux dans toutes les hémorrhagies par atonie de la matrice et préférable à d'autres moyens qui ne sont qu'hémostatiques. Elle est en général bien supportée par les femmes; très rarement elles se plaignent de sensation de brûlure, à moins qu'il n'y ait de déchirure ou que l'eau ne s'écoule sur le périnée ou d'autres régions.

Le Dr More Madden [2] n'attribue à l'eau chaude qu'une action

---

[1] Journal de Thérapeutique, 25 mai 1878.

[2] Congrès de Londres, Annales de Gynécologie, novembre 1881.

hémostatique incertaine, et ne lui trouve d'utilité que dans les cas d'extrême dépression des forces vitales après l'hémorrhagie, et quand tous les autres remèdes ont échoué. Il préfère l'emploi des styptiques, auxquels se rallie Robert Barnes dans les hémorrhagies graves, où la fonction diastaltique n'existe plus. Il s'adresse ainsi à la rétractilité utérine, qui, soumise à l'innervation ganglionnaire, persiste encore quand la contractilité a disparu. Il rejette la faradisation dans ce cas, et s'en montre très partisan dans tous les autres.

Le Dr Apostoli [1] a encore proposé l'électricité après l'accouchement pour favoriser l'involution utérine. Cette application de l'électricité se rapproche de celle qui en a été faite pour obtenir la diminution des myômes utérins, par MM. Tyler Smith, Tripier, Chéron, Hélot [2] et Dubrueil [3]. Les courants continus, à cause de leur action électrolytique, sont préférables dans ce cas. Les douches chaudes n'ont pas paru devoir être inefficaces dans cette même source d'application.

Lorsqu'il n'y a ni déchirure du col ni prolapsus utérin, mais seulement défaut d'involution et congestion utérine, M. le Dr Etheridge [4] place les irrigations d'eau chaude comme les moyens thérapeutiques les plus puissants ; deux ou trois injections par jour de trois ou quatre litres d'eau aussi chaude que la malade peut le supporter. Il considère que l'action de l'eau chaude est d'un effet stimulant puissant pour les vaso-moteurs constricteurs. Elle amène rapidement la décongestion, suivant la remarque du Dr Jackson. Quelquefois cette décongestion est de courte durée ; mais, d'après le Dr Etheridge, elle persiste d'une injection à l'autre si on les fait suffisamment rapprochées.

Les injections vaginales pendant les suites de couches n'ont

[1] Bulletin de l'Académie de Médecine, 19 avril 1881.

[2] Annales de Gynécologie, novembre 1881.

[3] Gazette hebdomadaire des Sciences médicales de Montpellier, 1881.

[4] Archives de Tocologie, octobre 1881.

pas été seulement employées pour favoriser l'involution utérine, mais surtout comme moyen antiseptique pour prévenir ou combattre l'état puerpéral. Cette pratique est aujourd'hui générale, et très considérable est le nombre des injections qui sont faites journellement dans ce but. Elles n'ont pas été cependant à l'abri des critiques. On ne leur a plus reproché l'entrée de l'air ou des liquides dans les sinus utérins ; mais c'est du côté de la pénétration par les trompes et dans le péritoine qu'on a signalé le danger.

Dès 1857, M. J. Guérin avait observé la pénétration de l'air dans les trompes, à la fin d'une injection vaginale et pendant que la malade faisait fonctionner l'appareil à vide. Dans d'autres cas, c'est la pénétration du liquide qui a été notée. M. Bailly, cité par M. Guichard [1], rapporte deux faits de péritonite aiguë survenue après des injections vaginales chez de nouvelles accouchées, vingt-trois jours après l'accouchement dans un cas, et dix-sept jours dans l'autre. Comme l'une des malades fut améliorée dès le deuxième jour et guérie le cinquième, que la deuxième le fut au bout d'une semaine, M. Guichard fait remarquer que si ce sont là des péritonites, elles ne sont pas redoutables, et que dans tous les cas, entre elles et l'injection vaginale, il ne voit qu'une simple coïncidence. Il cite, à l'appui de son assertion, l'opinion de M. Fontaine, qui a observé le même accident chez une nouvelle accouchée qu'il venait d'examiner et en dehors de toute injection, et il croit devoir expliquer ce brusque dénouement par la chute intra-péritonéale d'une gouttelette de pus provenant d'une salpingite.

MM. Guyon [2] et Fontaine [3] ont démontré la difficulté que les injections rencontraient pour pénétrer dans les trompes. M. Guyon a fait des injections vaginales colorées après avoir lié le vagin sur

---

[1] Annales de Gynécologie, pag. 16, 1878.

[2] Étude sur les cavités de l'utérus à l'état de vacuité.

[3] Étude sur les injections utérines après l'accouchement, 1869.

la canule ; la cavité du col fut colorée dans un centimètre de hauteur, et jamais le liquide ne pénétra dans l'utérus, à plus forte raison dans le péritoine.

Ces conclusions ne doivent pas être cependant acceptées d'une manière absolue. M. Depaul [1] a rapporté à l'Académie une observation due au Dr Mascarel, dans laquelle une douche, prise pour traiter un catarrhe vaginal, pénétra dans le péritoine et y détermina un abcès. Il est juste d'ajouter que la douche était très énergique et que la patiente avait un prolapsus utérin. Dans le cas observé par M. le Dr Banin [2] à Rio-de-Janeiro, la péritonite fut causée par une injection vaginale d'acétate de plomb, et l'on reconnut, à l'autopsie, un précipité de sulfure plombique dans la cavité péritonéale. Dans d'autres cas où ces lésions n'ont pu être observées, la mort a été attribuée au choc nerveux.

Comme le fait remarquer Kufferath [3], ces accidents sont dus, tantôt à des fautes du manuel opératoire : telles que piston fonctionnant à sec ou jet trop énergique ; tantôt à des états pathologiques du col : abaissement, excitabilité trop grande, qui contre-indiqueraient l'emploi des injections. Il y a eu, dans quelques cas, coïncidence de phlegmasies de l'utérus, et surtout des annexes : inflammation ou dilatation des trompes. Enfin quelques cas authentiques sont trop peu nombreux, selon M. le Dr Labesque, pour renoncer à la méthode antiseptique, surtout si on les compare à la quantité de nouvelles accouchées qui lui ont dû la vie.

[1] Bulletin de l'Académie de Médecine, 1883.
[2] Uniào medica de Rio-de-Janeiro, julhio 1881.
[3] *Loc. cit.*

CONCLUSIONS.

En résumé et comme conclusion de ce modeste travail, il ressort des recherches auxquelles nous venons de nous livrer, que l'emploi des douches vaginales se présente sous un aspect différent, suivant la période de la parturition à laquelle on le considère.

a. Avant que les douleurs soient déclarées, quand le col est encore fermé et qu'on veut provoquer le travail, c'est aux agents qui mettent en jeu la sensibilité utérine qu'il faut s'adresser. La médication interne et la ponction des membranes méritent d'être repoussées, tant à cause de l'incertitude de leur action que pour éviter les périls auxquels leur emploi expose la mère ou le fœtus. On ne saurait non plus songer déjà aux agents qui dilatent le col, dont il faut obtenir le ramollissement et l'effacement préalable, sous peine d'aboutir à un travail irrégulier. Les douches d'eau tiède sur le col utérin réalisent le mieux les conditions d'excitation et de douceur désirables, les plus propres à rapprocher ce travail artificiel de celui qui résulte d'un accouchement normal. L'emploi de ce moyen, n'exigeant aucune dilatation préalable du col, est parfaitement indiqué à ce moment de la parturition.

On peut prévoir toutefois des cas où les douches peuvent échouer et où l'on devra recourir à un autre moyen. On avait conseillé d'introduire le jet dans l'intérieur du col. Nous avons vu combien cette pratique est dangereuse, et il paraît bien plus rationnel de s'en tenir à l'introduction, entre l'œuf et la muqueuse utérine, d'une ou de plusieurs bougies. L'excitation due à ce procédé est supérieure à celle de la douche de Kiwisch; elle ne peut toutefois être utilisée qu'après celle-ci et quand le col commence à s'entr'ouvrir. Il est logique aussi de tâter la sensibilité utérine et de ne porter l'agent excitateur dans l'intérieur de la matrice que lorsqu'il est bien démontré qu'il est sans action ou insuffisant sur la partie vaginale du col. La douche sur le col, étant l'agent le plus facile à appliquer et le moins désagréable aux femmes, mérite d'être expérimentée la première.

Cette conduite très rationnelle se trouve indiquée dans tous les cas de rétrécissement du bassin ou de maladie de la mère qui ne demandent pas une prompte exécution. Ses indications sont très discutables dans quelques cas d'éclampsie, et ne sauraient être relevées dans la généralité des autres. La nature se charge, dans ces cas, elle-même de disposer l'utérus à l'accouchement, rôle qui paraît dévolu à la douche de Kiwisch quand cette prédisposition n'existe pas. Enfin la méthode de Kiwisch mériterait d'être expérimentée à côté du tampon quand il existe une insertion vicieuse du placenta. L'extrême sensibilité du col et la coïncidence de phlegmasies utérines sont des contreindications. Il y a lieu d'être seulement réservé quand il y a phlegmasie vaginale ou ulcération du col.

b. Une fois les douleurs déclarées et la dilatation du col commencée, les douches ont pu réussir pour réveiller les contractions ralenties et combattre la rigidité du col. Les faits invoqués à l'appui de cette manière de voir sont trop peu nombreux encore pour autoriser l'emploi sans réserve des douches utérines à toutes les périodes de la dilatation. Il paraît plus rationnel de recourir dans ces cas aux ballons dilatateurs, à la rupture ou à la ponction des membranes, quand la dilatation est avancée et suivant que l'on a intérêt à conserver ou à détruire la poche des eaux.

c. Après l'accouchement, les douches d'eau chaude sur le segment inférieur de l'utérus sont très efficaces pour combattre les hémorrhagies causées par l'inertie utérine. On peut y avoir recours dans les suites de couches pour favoriser l'involution de l'utérus ; mais on les emploie surtout comme antiseptiques pour désinfecter les lochies.

OBSERVATIONS.

La plus ancienne observation qu'on trouve dans la Presse française est celle de P. Dubois, publiée dans le *Moniteur des Hôpitaux* en 1853.

Première observation. — Chauvière (Éléonore), âgée de 22 ans, cartonnière, est entrée à l'hôpital des Cliniques le 5 novembre 1852, enceinte pour la troisième fois. Cette femme, de petite taille, a la tête volumineuse ; le dos est droit, mais les membres inférieurs, le gauche surtout, sont affectés de rachitisme à un degré très prononcé. Les membres supérieurs sont courts et peu développés. Le sacrum est presque droit, et le diamètre sacro-pubien du détroit supérieur offre une étendue de 81 à 84 millim.

Née à Paris de parents ayant une mauvaise santé, mais non rachitiques, Chauvière fut élevée dans un des quartiers les plus populeux de la capitale. Elle eut des convulsions à l'âge de 12 mois, une ophtalmie de longue durée vers sa troisième année ; elle a marché avec des béquilles jusqu'à l'âge de 14 ans. Réglée pour la première fois à 19 ans, cette fille est devenue enceinte peu de temps après le début de la menstruation.

A sa première grossesse, Chauvière est allée jusqu'à terme, et le 21 décembre 1840 elle accouchait à la Maternité, après un travail de quarante-deux heures, terminé par la perforation du crâne et l'application du céphalotribe. L'enfant pesait 2,200 gram. et avait présenté la tête en première position.

C'est le 2 janvier 1851 qu'eut lieu la dernière apparition des règles avant la seconde grossesse. Obéissant au conseil qui lui fut donné sans doute lors de son premier accouchement, Chauvière se présenta encore à la Maternité, mais plusieurs semaines avant le terme, pour y réclamer les secours de l'art. Elle passa de la Maternité à la Clinique le 1er août 1851. Le 19 août, c'est-à-dire à une époque de la grossesse que l'on

pouvait présumer être le septième mois et demi environ, M. le professeur Dubois fit la première application de l'éponge préparée. Il était 10
heures du matin. Une application fut encore faite le 20 août à la même
heure. Le 21 août, à 10 heures du matin, la perforation des membranes
fut opérée par Dubois, et les premières douleurs régulières se firent
sentir le même jour à midi. La dilatation fut complète le 21 à 10 heures
du soir, et, une heure après, l'accouchement se termina spontanément,
après un travail de treize heures, par l'expulsion d'un enfant présentant
la tête en première position. L'enfant, très faible, mourut le lendemain à
midi ; il pesait 1,720 gram., et sa tête présentait 85 millim. de diamètre
bipariétal : l'occipito-mentonnier en avait 130. Chauvière sortit de
l'hôpital le 5 septembre 1851.

Lorsque, enceinte pour la troisième fois, elle rentra à la Clinique
(1852), Chauvière ne se rappelait nullement sa dernière époque menstruelle. Des informations prises auprès d'une de ses parentes permirent
de fixer les dernières règles entre le 22 et le 23 mars, et la conception
probable aux premiers jours d'avril 1852. Le 15 novembre, Chauvière
se trouvait, par conséquent, arrivée à peu près au septième mois et demi
de sa grossesse.

Ce même jour, Dubois constata que le col était situé en haut et derrière le pubis, regardant en bas et en arrière, et que l'on pouvait faire
pénétrer l'extrémité du doigt dans l'orifice externe. Il signala en outre la
présence de la tête dans le segment inférieur de l'utérus, plutôt encore
par le toucher, pratiqué à travers les parois de cet organe, que par l'introduction du doigt dans l'orifice lui-même. Le col, du reste, était peu
long ; cette conformation paraissait lui être naturelle. Le moment d'agir
était venu; Dubois fit immédiatement disposer l'appareil nécessaire pour
administrer la douche utérine.

Cet appareil consistait, pour la première douche donnée à la Clinique,
en un réservoir fixé au mur, à six pieds au-dessus du plan du lit où
devait reposer le bassin de la femme. De la partie inférieure d'une des
parois de ce réservoir descendait un tuyau flexible, long de huit pieds
(2m60), muni d'un robinet à un pied de distance de son extrémité libre
A cette extrémité s'adaptait une canule de gomme élastique, à orifice
unique, ayant le calibre d'une tête d'épingle. Le réservoir pouvait contenir de 3 à 4 litres d'eau et suffisait pour une douche de 10 à 12 minutes
de durée. La température de l'eau était de 30 à 40° centigrades. La hauteur du jet, ayant le calibre noté ci-dessus, était de 6 à 8 pouces dans le

sens vertical (0ᵐ,16 à 0ᵐ,20). Dès la seconde douche, il parut infi-
niment plus commode de substituer au réservoir placé si haut et si difficile à atteindre l'appareil du Dʳ Éguisier pour les irrigations et les injections continues. Ce dernier appareil, d'une contenance de 6 litres,
suffit pour une seule douche d'un quart d'heure, et se place sur une
chaise à côté de la personne chargée de conduire la douche sur le segment
inférieur de l'utérus.

La femme fut placée sur le bord du lit, et l'accoucheur, assis devant
elle, dirigea la canule avec l'index gauche préalablement introduit
jusqu'au col. Tout étant ainsi disposé, le robinet fut tourné de manière
à donner un plein jet, et la première douche fut commencée à 3 heures
20 minutes du soir, le 15 novembre. Elle fut continuée sans interruption
jusqu'à 3 heures 35 minutes et dirigée sur la partie externe et antérieure
du col.

Cette longue injection d'eau tiède détermina chez cette femme plus
de surprise que de douleur. Elle s'y accoutuma bientôt et nous dit que
cette injection était, en définitive, bien moins douloureuse que n'avait été
jadis l'introduction de l'éponge dans le col. La nuit du 15 au 16 fut
bonne ; aucune sensation anormale du côté de l'utérus ; quelques maux
de reins seulement, que la malade rapporte au décubitus gardé pendant
la douche.

La deuxième douche fut donnée à 11 heures du matin, le 16 novembre
(vingt heures environ après la première), et dura un quart d'heure. Une
canule de gros calibre, la même que la veille, fut d'abord introduite ; le
jet fut dirigé, pendant cinq minutes, contre la partie antérieure et inférieure de la lèvre postérieure du col. Le jet fut diminué de moitié, au
moyen du robinet, et pendant cinq minutes un léger filet d'eau fut dirigé
dans l'axe même de la cavité cervicale. Au bout de ce temps, la canule
fut retirée de la cavité du col, et, après avoir rendu au jet sa plénitude
et sa force premières, on doucha, dans tous les sens et pendant les
cinq dernières minutes, l'orifice externe. Le soir du 16, à 5 heures,
Chauvière, à qui l'on avait particulièrement recommandé de surveiller
son utérus en tenant sa main appliquée sur son ventre, dit qu'elle a
éprouvé, depuis la douche du matin et surtout lorsqu'elle était debout,
un durcissement pierreux de la matrice, sans douleurs vives dans le
ventre, mais avec une légère augmentation des maux de reins. Nous
avons pu constater la présence d'une de ces contractions indolores.

La troisième douche fut commencée à 9 heures moins 5 minutes du soir, le 16 novembre. On avait préalablement constaté que l'orifice était plus mou et plus dilatable qu'il ne l'était le matin. On pénétrait plus facilement dans la cavité du col, et l'on arrivait à l'orifice interne, dont les bords étaient dilatables et présentaient déjà de 5 à 6 lignes de dilatation (de $0^m,011$ à $0^m,013$). Presque immédiatement au-dessus de cet orifice, on sent la tête très mobile dans la poche des eaux. Un demi-jet d'eau tiède est projeté dans l'axe des orifices. La femme ne tarda pas à éprouver un picotement dans la région latérale gauche de l'utérus ; puis, on put constater aussitôt une dureté générale du globe utérin, qui se contracta ainsi pendant une minute sans que la femme parût en avoir conscience. La douche, ainsi dirigée, fut continuée pendant huit minutes environ, puis la canule fut retirée pour permettre de pratiquer le toucher : on constate la présence de la tête au-dessus du cercle de l'orifice, mais plus difficilement que tout à l'heure ; les membranes elles-mêmes paraissaient un peu refoulées loin de l'orifice, et l'on put croire un instant qu'elles n'existaient plus à l'état de poche ; mais presque aussitôt une contraction indolore vint tendre le sac amniotique, et cela sans qu'il se fût écoulé du liquide, ce qui devait faire supposer la complète intégrité des membranes. Après cette interruption, la douche fut recommencée et dirigée sur la partie extérieure du col dans tous les sens. A 9 heures 20 minutes, la douche était terminée. La femme fut alors touchée debout ; la tête sembla s'être rapprochée de nouveau de l'orifice interne, et l'on put sentir que la poche des eaux était manifestement entière. Chauvière se recoucha, et, comme elle n'éprouvait que des contractions peu ou point douloureuses, elle s'endormit. Mais, vers minuit, de violentes douleurs dues à des contractions utérines énergiques la réveillèrent et se succédèrent alors très rapidement.

17 novembre. Un travail régulier s'étant établi depuis minuit et, la dilatation faisant des progrès rapides, la patiente fut conduite à 3 h. du matin à la salle des accouchements. A 8 h. du matin, nous trouvâmes la dilatation complète, la poche des eaux arrivant presque à la vulve ; les douleurs n'avaient pas cessé d'être fortes et régulières. On put alors constater la présence dans la poche amniotique, non plus de la tête comme la veille, mais d'extrémités qui s'agitaient et frôlaient le doigt de l'observateur. L'auscultation donnait le maximum des doubles battements vers le fond de l'utérus.

M. le professeur Dubois, après avoir reconnu la présentation, perfora la poche, d'où il s'écoula une énorme quantité de liquide. Cette dernière cir-

constance, jointe à la petitesse du fœtus, explique suffisamment la facilité, en pareil cas, d'une version spontanée du fœtus.

Dubois saisit les pieds l'un après l'autre et les amena à la vulve. Quelques tractions amenèrent bientôt en vue l'abdomen et l'ombilic. On put
alors sentir l'oreille droite du fœtus placée au-devant du promontoire.
Malgré quelques efforts pour faire franchir la tête, celle-ci n'en resta pas
moins fixée pour quelque temps au détroit supérieur, et ce n'est qu'après
des tractions faites sur les épaules, tout en faisant fléchir la tête au
moyen d'un doigt introduit dans la bouche, que l'on parvint à dégager
l'enfant. Le cordon n'offrait plus de pulsations au moment de la naissance,
et l'insufflation pulmonaire, pratiquée pendant vingt minutes au moins,
n'amena aucun résultat.

Les suites de couches furent excellentes. Le pouls ne dépassa pas 60.
Les tranchées furent presque nulles. La sécrétion laiteuse et les lochies
suivirent leur cours normal. Chauvière nous disait bien souvent qu'elle
avait moins souffert cette fois que lorsqu'elle avait subi l'application de
l'éponge. Le 21 novembre, c'est-à-dire le cinquième jour après son
accouchement, elle se sentait si bien que, malgré nos conseils, elle voulut
retourner chez elle.

L'intérêt principal de cette observation réside dans la comparaison qu'on a pu déjà faire entre un accouchement antérieur
provoqué par l'éponge préparée et le dernier, où l'on fit usage
des douches de Kiwisch. L'époque de la grossesse est la même
dans les deux cas. Dubois insiste lui-même sur la moindre souf-
france éprouvée par la patiente dans le second. Le travail fut
déclaré plus tôt, car, dans le premier accouchement, il y eut
deux jours d'écoulés avant le commencement des douleurs ; il
fallut deux applications d'éponge préparée qui furent insuffi-
santes, et le travail ne débuta réellement que quelques heures
après la rupture des membranes. Dans le second accouchement
au contraire, les douleurs se sont manifestées dès la deuxième
douche, et ont continué régulièrement trente-trois heures seulement après la première. La version spontanée du fœtus, Dubois
prend soin de nous l'expliquer lui-même, reconnut pour cause
une hydropisie de l'amnios. La même conduite fut suivie, du

reste, chez la même femme dans deux accouchements postérieurs dont nous avons été assez heureux de retrouver la relation.

OBSERVATION II[1].— La même femme, redevenue enceinte pour la quatrième fois, fut soumise de nouveau aux douches de Kiwisch, en 1854 et à sept mois et demi de grossesse. Huit douches à 50° de chaleur et en quatre jours ne produisirent aucun résultat. Probablement, dit M. Blot[2], à cause de la difficulté qu'on eut à atteindre le col. En effet, l'orifice utérin était dévié et ne recevait pas directement le contact de la colonne d'eau. Campbell, chef de clinique de Dubois, tint lui-même, dans une neuvième douche, l'extrémité de la canule et l'introduisit dans l'orifice utérin. Dès lors, le travail s'annonça par des douleurs qui devinrent de plus en plus significatives, et la malade accoucha pendant la nuit d'un enfant pesant 2,800 gram. Cet enfant avait au moins huit mois. Il avait 49 centim. de longueur, et le diamètre bipariétal 0^m,085 après la parturition. Il fallut, du reste, recourir au forceps pour l'extraire, et l'on remarqua chez lui une forte dépression des os du crâne, lésion qui témoignait de l'énergique compression que lui avait fait subir l'angle sacro-vertébral. Cet enfant ne donna pas signe de vie.

S'il fallut recourir cette fois à neuf irrigations, c'est à cause de la difficulté qu'on eut à atteindre le col, et la preuve, c'est que le travail débuta dès que M. Campbell eut rectifié lui-même la direction. Nous voyons déjà le début de cette pratique, que doit défendre Blot, et qui consiste à engager la canule dans le col utérin. Elle n'a pas amené d'accidents dans ces cas, parce que sans doute l'orifice interne était encore fermé. L'enfant n'a succombé que dans la dernière partie du travail; sa mort n'est pas due au retard causé à la provocation du travail par l'inefficacité des premières douches, mais à une erreur de près d'un mois sur l'époque de la gestation. Voici comment M. Hippolyte Blot raconte la cinquième apparition de la femme Chauvière à la Maternité.

OBSERVATION III[3]. — La nommée Chauvière Pilcot, âgée de 25 ans, entre à l'hôpital de la Clinique le 12 avril 1855. Cette femme est mul-

---

[1] Gazette des Hôpitaux, 1854, et Journal de Médecine et de Chirurgie pratiques, article 4921.

[2] Gazette hebdomadaire, 1855.

[3] Gazette hebdomadaire, 1855.

tipare et rachitique. Son bassin ne mesure que $0^m,082$ sans déduction. On a peu de renseignements sur cette grossesse. Le col est entr'ouvert en avant, en haut et un peu à gauche. Le fœtus est très mobile et l'on estime qu'il a près de sept mois.

Les douches sont administrées avec un appareil en caoutchouc que vient de construire Mathieu. Cet appareil, analogue à l'insufflateur de Richardson, agit à la manière d'une pompe aspirante et foulante et fournit un jet qui s'élève, à l'air libre, à une hauteur de 2 mètres environ. La première douche est donnée le 14 avril 1855, à 9 heures et demie du matin : elle a une durée de dix minutes. Pendant la douche, l'enfant se meut ; il n'y a pas de contractions. Vers les 5 heures du soir, la patiente a eu quelques petites douleurs ; on lui administre une deuxième douche, de même durée, pendant laquelle elle n'a pas de contractions.

Dans la nuit, elle a eu quelques douleurs ; le 15, le col est plus ouvert ; on donne une douche de un quart d'heure. La quatrième douche a lieu le soir ; le col est plus ouvert : pendant la douche, l'utérus présente trois contractions peu douloureuses. Mais elles se renouvellent régulièrement à partir de ce moment.

Le 16, la dilatation du col est presque complète ; mais, les bords de l'orifice étant encore assez épais, on donne une cinquième douche. A 9 heures du matin, on pratique la rupture artificielle des membranes ; les douleurs deviennent très vives à partir de ce moment, et, à 5 heures du soir, la tête se trouve engagée. On fait alors une première application de forceps, qui est infructueuse. Cette tentative est renouvelée sans succès à 8 heures du soir. On est réduit alors à pratiquer la perforation du crâne. La délivrance et les suites de couches furent naturelles.

L'enfant pesait 2,000 gram., mesurait 46 centim. de longueur. Les diamètres céphaliques après l'accouchement étaient les suivants : bipariétal $0^m,075$; sous-occipito-bregmatique $0^m,115$; occipito-mentonnier $0^m,130$ et occipito-frontal $0^m,113$.

Nous avons encore trouvé la mention de deux autres cas dans le *Journal de Médecine et de Chirurgie pratiques* [1], où Dubois employa de nouveau les douches de Kiwisch.

OBSERVATION IV. — Dans le premier cas, il s'agit d'une jeune femme qui avait eu un premier accouchement excessivement laborieux. Cet

[1] Article 4921.

accouchement avait eu lieu à terme et avait été la cause d'une fistule vésico-vaginale consécutive. Dans une grossesse ultérieure, l'accouchement fut provoqué à huit mois. On ne sentait ni col ni orifice, mais bien des indurations et des inégalités qui laissaient dans l'incertitude sur les points où l'on devait diriger les douches. Il fallut onze douches pour établir le travail, qui se termina par le forceps avec un succès complet.

Observation v. — Dans le deuxième cas, deux douches suffirent pour provoquer le travail chez une femme atteinte de rétrécissement pelvien. L'enfant vécut, mais la mère succomba à une métro-péritonite puerpérale, qui régnait alors épidémiquement à l'hospice des Cliniques.

M. Aubinais a publié dans le *Journal de la Société académique* de la Loire-Inférieure un beau succès par les douches froides[1].

Observation vi. — Sur une femme dont le diamètre sacro-pubien mesurait seulement 0^m,077 et qui avait eu un premier accouchement très laborieux, M. Aubinais, de concert avec M. le Dr Laval, résolut de provoquer l'accouchement à sept mois et demi. Il eut recours aux douches vaginales ; mais, voulant bien juger de la valeur de ce moyen, il ne lui associa aucune médication interne ou externe. Trois douches, de quatre minutes de durée chacune, furent données chaque jour avec de l'eau à la température ambiante. La première séance eut lieu le 9 juin 1854 à 11 heures du matin ; deuxième douche à 3 heures après midi ; troisième à 7 heures du soir ; la femme a ressenti seulement un peu de malaise dans la nuit.

10. On donne trois douches semblables à 9 heures, midi et 7 heures du soir : malaise pendant la nuit plus grand que la veille et quelques douleurs de reins.

11. On fit la septième douche ; aussitôt après, apparurent des tranchées utérines, d'abord espacées, puis de plus en plus rapprochées. A 11 h. du matin, les contractions étaient assez fortes, et le col commença à se dilater ; il avait la largeur d'une pièce de un franc ; à 5 heures du soir, il était à deux francs. Pour mieux apprécier ce que pourraient les douches seules, on s'abstint même de déchirer la poche des eaux, qui faisait saillie. Néanmoins l'accouchement se termina heureusement le soir

[1] Union médicale, 1854, et Gazette hebdomadaire, pag. 389, 1854.

même à 7 heures et demie, trois jours après que les douches avaient été commencées, et sans qu'on ait administré de seigle ergoté, rompu les membranes, ou fait quelque manœuvre de nature à hâter le travail.

La mère se rétablit comme après un accouchement à terme, et l'enfant, quoique bien constitué, succomba le troisième jour. Il ne fut pas allaité, et on le transporta à la campagne par un temps froid et pluvieux.

On trouve dans le *Bulletin de Thérapeutique* de 1844 une observation du Dr Lacy, chirurgien à Newark-Hospital.

OBSERVATION VII. — Une femme de 37 ans, atteinte d'une difformité congénitale du bassin, consistant en une forte projection en avant de l'angle sacro-vertébral, un rétrécissement de l'arcade pubienne, et, partant, un rétrécissement antéro-postérieur, avait déjà eu trois grossesses qui n'avaient pu se terminer naturellement. Dans les deux premiers accouchements, on avait dû recourir à la crâniotomie. Dans le troisième, l'accouchement prématuré avait été pratiqué à sept mois et demi par la ponction des membranes. Dans le cours de la quatrième grossesse, on se décide encore à tenter l'accouchement prématuré au même terme. On eut recours, cette fois, à la douche d'après le procédé de Tyler Smith, avec cette différence qu'on remplaça l'usage du siphon par un tube en caoutchouc fixé à un réservoir placé à dix pieds au-dessus de la malade et dont l'autre extrémité fut placée dans le vagin.

Après une évacuation préalable provoquée par une dose d'huile de ricin, la malade étant placée dans un grand bain, l'extrémité utérine du tube en caoutchouc introduite dans le vagin et placée vis-à-vis le col de l'utérus, on versa dans le réceptacle douze litres environ à 110° Fahrenheit. Dès que cette quantité d'eau se fut écoulée du récipient, on y versa la même quantité d'eau froide, et on la laissa couler de la même manière contre le col de l'utérus. La malade se plaignit de quelque gêne quand le courant d'eau froide commença à couler. Six heures après, on répéta la douche de la même manière, mais en commençant par l'eau froide. Depuis la première douche, la miction était plus fréquente, la malade n'accusait que peu de douleur. Nouvelle douche six heures après, en commençant par l'eau chaude. On put introduire, cette fois, le doigt dans le col utérin sans douleur.

Le lendemain, à 9 heures et demie du matin, la malade éprouve une

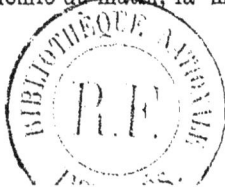

légère douleur dans le dos et l'abdomen. Nouvelle douche, en commençant par l'eau chaude. A 2 heures, quelques légers frissons, nausées, étourdissements. Nouvelle douche, en commençant par douze litres d'eau froide, suivis de trente litres d'eau chaude. Une sixième douche est pratiquée à 8 heures du soir, à la manière habituelle et en commençant par l'eau chaude. A dater de cette dernière douche, des douleurs assez vives commencent à se faire sentir et augmentent graduellement en se régularisant. Le col, examiné à ce moment, commençait à se dilater et la poche des eaux faisait saillie.

Le jour suivant, le col était complètement dilaté ; les douleurs continuaient avec intensité et irrégularité. Les membranes étant trop tendues pour reconnaître la présentation, on décida leur rupture. Il s'échappa une quantité de liquide considérable, et on put reconnaître une présentation du siège. Après quelques heures de suspension des douleurs et de repos, on eut recours à l'usage du seigle ergoté, qui détermina d'énergiques contractions suivies de l'expulsion d'un enfant mort-né. Tout se passe ensuite naturellement, et les suites de couches ne sont marquées par aucun accident particulier. En résumé, le travail commença après la sixième douche, trente-six heures après l'emploi de ce moyen, et dura en tout dix-huit heures.

Nous ferons remarquer seulement que, dans ce cas, on a fait plutôt des irrigations que de véritables douches, et que le jet a été assez aveuglément dirigé dans le vagin. Notons encore, en passant, que la rupture des membranes, la dilatation étant complète et le siège se présentant, n'a pas été suivie d'une prompte reprise des douleurs; bien au contraire le travail s'est arrêté, et l'on a dû recourir au seigle ergoté, qui a bien pu occasionner la mort du fœtus venu dans une position déjà défavorable. Dans l'observation du Dr Aubinais, nous avons vu, par contre, que le respect de la poche des eaux a été suivi d'une très prompte dilatation du col.

OBSERVATION VIII [1].— Recueillie par M. Chavannes, chef de clinique de M. Bouchacourt.— Mme L..., 38 ans, d'une bonne constitution, de

[1] Gazette médicale, pag. 582, 1855.

petite taille (1ᵐ,40), d'un tempérament lymphatique, a toujours joui d'une bonne santé. Elle a marché fort tard, et cependant n'a pas de déformations aux membres inférieurs et n'est pas affectée de claudication. Réglée à 12 ans, ses menstrues ont toujours été régulières, d'une abondance modérée. Elle a remarqué que depuis deux ans elles sont moindres. Sa santé n'en a reçu aucune altération.

Mariée à 18 ans, elle a eu quatre grossesses successives, de deux en deux ans ; la dernière remonte à cinq ans. Toutes se sont terminées par des accouchements laborieux : on fut obligé de recourir au forceps ou au crochet. Le premier et le troisième enfant purent seuls être extraits vivants, et le premier, qui a aujourd'hui 12 ans, porte encore à la tête un enfoncement manifeste de la portion droite du frontal, produit par une cuiller du forceps. Mᵐᵉ L... est actuellement enceinte pour la cinquième fois ; sa grossesse ne peut dater que du 18 décembre ; les règles ont paru pour la dernière fois le 4 du même mois et ont duré quatre jours, comme à l'ordinaire. Elle vint consulter M. Bouchacourt dans le mois de juin. Celui-ci proposa l'accouchement provoqué à sept mois et demi. Ce fut aussi l'avis du Dʳ Richard (de Nancy). On décida de le pratiquer au mois d'août. Jusque-là, la grossesse suivit son cours sans particularités.

Examen des parties : Taille 1ᵐ,40 ; conformation régulière du bassin et des membres, en apparence ; pas de cambrure exagérée de la région lombo-sacrée ; ventre proéminent en avant, aplati sur les côtés ; parois abdominales minces, palper facile. La tête, mobile, est appuyée sur la branche pectinéo-pubienne gauche. Mouvements actifs du fœtus facilement perçus et visibles. Les battements du cœur s'entendent bien vers le milieu de la région latérale gauche de l'abdomen. Grandes lèvres variqueuses ; paquet variqueux à l'aine droite.

Toucher vaginal : Vagin ample ; col en arrière et à droite assez élevé; la lèvre antérieure est volumineuse et souple; la postérieure, presque nulle, irrégulière, et couverte de tissu cicatriciel. L'orifice externe est béant, l'interne encore fermé. Le segment inférieur de l'utérus est très mou, on sent la tête derrière le pubis. Le doigt atteint l'angle sacro-vertébral; les parois osseuses du bassin n'offrent aucune difformité et paraissent seulement diminuées d'étendue.

Par la mensuration interne et la pelvimétrie extérieure, on conclut que le rétrécissement porte surtout sur le diamètre conjugué, qui est réduit à 80 et quelques millimètres.

L'accouchement est provoqué le 3 août, la grossesse approchant du huitième mois et Mme L... étant dans un état satifaisant.

Première douche à 3 heures du soir : 2 litres d'eau à 30° pendant six minutes, au pourtour du col, sur le segment inférieur de l'utérus, avec un appareil Éguisier en jet unique.

Deuxième douche à 9 heures du soir ; une heure après, bain de siège à 28°. Pendant la nuit, il se déclare quelques douleurs lombaires peu intenses, mais continues.

4. A 9 heures et demie du matin, troisième douche ; quatrième à 3 heures et demie du soir, celle-ci de 4 litres d'eau à 35° et durant quinze minutes. Deux heures après, le ventre se durcit à plusieurs reprises, mais sans douleurs. Cinquième douche à 9 heures du soir : 5 litres à 40° et vingt minutes de durée. Une heure après, deux contractions utérines douloureuses, durant deux ou trois minutes, à une heure d'intervalle. Le col ne s'efface pas ; il n'a pas encore subi de dilatation, mais il est plus mou. Pendant la nuit, douleurs lombaires assez vives.

5. A 9 heures du matin, sixième douche ; dans la matinée, deux contractions douloureuses et plusieurs autres sans douleur. A 3 heures et quart, septième douche : 6 litres à 40° pendant vingt-cinq minutes. Une heure après, quatre contractions douloureuses se succédant à une demi-heure d'intervalle. Il y a aussi plusieurs contractions sans douleurs. A 8 heures du soir, huitième douche, comme la précédente. L'utérus se contracte sans douleurs, le col commence à se dilater et le fœtus s'engage.

6. Trois douches dans la journée : les douleurs sont plus fréquentes ; le soir, après la deuxième douche, elles se sont un peu rapprochées.

7. Trois nouvelles douches ; les douleurs se rapprochent. Le col n'est pas effacé : dilatation de 1 centim. et demi ; les membranes ne bombent pas encore ; grand bain.

8. Le travail paraît se ralentir : nouvelles douches ; il reprend, mais la dilatation fait peu de progrès : 0,02.

9. Les douleurs sont très lentes. La femme raconte que dans ses accouchements antérieurs les douleurs ont toujours eu ce caractère ; qu'elle a toujours des hémorrhagies après l'expulsion du fœtus, et point de tranchées. Ces commémoratifs engagent M. Bouchacourt à donner du seigle ergoté : trois prises de 0,50 centigr. à une demi-heure d'intervalle. Elles réveillent les douleurs, qui se ralentissent de nouveau. Le ventre reste dur dans leur intervalle. Le col n'a pas changé de situation ; on l'enduit de cérat belladoné.

10. Pas de changements au col; douleurs presque nulles : quatre autres prises de seigle ergoté. Le soir, lès douleurs reprennent de l'intensité, le col s'efface. Il est dilaté à 1 franc ; les membranes bombent bien pendant les douleurs.

11. La malade a perdu de l'eau pendant la nuit ; la dilatation a fait des progrès ; les membranes sont appliquées au cuir chevelu ; les battements du cœur sont normaux. A 6 h. du soir, après deux nouvelles prises, les douleurs reviennent toutes les cinq minutes. A 9 h., la dilatation est complète. Le sommet se présente ; il est en première position transversale, avec inclinaison postérieure. La bosse pariétale gauche est au centre de l'excavation, plus bas que la droite. La lèvre antérieure du col boursouflée, la vessie distendue, empêchaient la tête de descendre. Dès qu'on eut sondé la femme et réduit la lèvre cervicale, la tête descendit sur le périnée, et l'accouchement s'acheva. L'enfant était en syncope, avec une circulaire autour du cou. On le ranima facilement ; la délivrance fut naturelle, et l'utérus revint bien sur lui-même.

L'enfant est un garçon. Il pèse 2,940 gram., a $0^m,49$ de longueur, $0^m,22$ de l'ombilic aux pieds. Les diamètres céphaliques mesurent: l'occipito-frontal $0,^m11$, l'occipito-mentonnier $0^m,13$ et le bi-pariétal $0^m,08$. Les suites de couches furent normales. Il y a eu un frisson d'un quart d'heure, le troisième jour seulement. L'involution utérine s'accomplit normalement et les lochies furent naturelles.

L'appareil employé a été l'irrigateur Éguisier ordinaire de un litre, avec canule en gomme élastique légèrement recourbée (la courbure ordinaire est en général trop forte), percée d'une seule ouverture. On le remplit plusieurs fois, et on gradue la force du jet avec le robinet. L'eau est de 35° à 40° centigrades. Il a semblé que l'élévation de température lui donnait plus d'action sur le développement et l'énergie des contractions. La malade n'a éprouvé qu'un peu de gêne et pas d'autres douleurs que celles résultant des progrès du travail. Celui-ci a été lentement progressif. M. Bouchacourt voulait se rapprocher le plus possible de la marche de la nature ; et d'ailleurs, en consultant l'histoire des accouchements antérieurs de Mme L..., on reconnaît qu'ils se sont tous terminés après un long et très douloureux travail. Le seigle ergoté n'a été employé que quand le travail a été bien engagé, et comme dans les cas ordinaires d'inertie.

Telles sont les réflexions dont M. Chavannes fait suivre son

8

observation, et que nous sommes heureux de citer. Voici une observation du Dr Duthoit [1].

OBSERVATION IX. — Mme G..., mariée en 1851, avait alors 33 ans. Les trois premiers accouchements furent très laborieux. Les deux premiers enfants furent amenés, après des difficultés inouïes, au moyen du forceps. Pour le troisième, il fallut recourir à l'embryotomie. Comme celui-ci, les deux premiers étaient mort-nés. Devenue enceinte pour la quatrième fois, la dame G... fut visitée avec soin, et il fut décidé qu'on tenterait l'accouchement prématuré au commencement du huitième mois. Cette détermination avait été prise après qu'on eut constaté que la hanche du côté droit était déviée et plus élevée que celle du côté gauche ; que le diamètre antéro-postérieur du détroit supérieur avait environ 8 à 9 centimètres ; que la saillie sacro-vertébrale était plus considérable et déviée à droite, et semblait avoir entraîné dans ce sens une partie de l'os coxal droit. La partie gauche du détroit et l'excavation semblaient avoir conservé leurs proportions normales. A l'époque convenue, on se mit en mesure de provoquer l'accouchement au moyen des douches d'eau chaude.

La première douche fut administrée vers trois heures de l'après-midi et dura une demi-heure. Après cinq minutes de repos, une deuxième douche fut administrée, de un quart d'heure de durée seulement.

Le lendemain, trois douches, chacune d'une demi-heure : à 11 heures du matin, 2 heures et 4 heures du soir. Dès ce moment, il fut facile de constater que le travail était commencé. La dilatation avait au moins 6 centim. de diam., et la poche des eaux était tendue.

Le jour suivant, à 3 heures de l'après-midi, la poche se rompit ; il y avait une présentation du pelvis. Les parties inférieures, le tronc, les bras, se dégagèrent sans difficultés, mais la tête ne fut retirée qu'avec beaucoup d'efforts. L'enfant, quoique bien constitué, ne vécut qu'une heure. Cet accident fut attribué à la difficulté du dégagement de la tête.

OBSERVATION X [2]. — L..., petite taille, 21 ans ; membres inférieurs petits et courts, sans difformités apparentes. Un premier accouchement a eu lieu à terme, mais on dut faire l'embryotomie. On fit, dans une

[1] Journal de Médecine, de Chirurgie et de Pharmacologie, 1856.

[2] Dublin Quarterly Journal of med. Scienc., vol. XVII, n° 33, pag. 140 ; et Arch. génér. de Médecine, tom. I, pag. 99, 1805.

deuxième grossesse, l'accouchement prématuré à six mois. La première douche fut donnée le 29 septembre 1854 à midi et demi. Deux litres d'eau tiède furent injectés avec une seringue par le Dr Sinclair, aidé du Dr Schekelton. On put constater à la suite le déplacement du bouchon muqueux. Le 30, à midi, deuxième douche : 2 litres d'eau tiède suivis de 2 litres d'eau froide. Lipothymie pendant la douche d'eau froide, avec légère contraction utérine. Le col avait la largeur d'une pièce de 0,50 centimes. Troisième douche le même jour à 5 heures du soir : 2 litres d'eau tiède ; on ne se servit pas d'eau froide cette fois. Les contractions se manifestèrent, aussitôt accompagnées de nausées. A 10 heures, le travail continue, la dilatation du col a atteint 0^m,66 environ. On reconnaît une présentation du pelvis ; on fait alors la rupture artificielle des membranes, on administre du seigle ergoté et l'on exerce des tractions sur le pli de l'aine avec un crochet. Le travail se termine à minuit par l'expulsion d'un fœtus de six mois, non viable, mais qui vécut quatre heures. La délivrance fut naturelle et les suites de couches favorables pour la mère.

OBSERVATION XI [1]. — Sally est une Irlandaise de 18 ans assez fortement constituée. Sa taille est au-dessous de la moyenne. Une première grossesse, en 1852, se termina à terme par une embryotomie. M. le Dr Payan intervint par les douches au début du huitième mois de sa deuxième grossesse. Il se servit d'une grosse seringue et fit ainsi des injections alternativement chaudes et froides. La première douche eut lieu le 3 avril 1854, pendant quinze minutes, avec de l'eau à 112° Fahr. et pendant douze minutes avec de l'eau froide. Le ventre était volumineux et le toucher vaginal faisait reconnaître une présentation du pelvis. La partie fœtale était très élevée, le col très haut, court et ramolli. On répéta la même opération trois quarts d'heure après. Six heures plus tard, il n'y avait pas de contractions. Le 4 avril, aucun phénomène de travail n'est observé. On a fait une douche, selon les mêmes principes, à 9 heures du matin, et une autre à 5 heures du soir. Le 5 avril, rien n'est changé. Une sixième douche éveille quelques douleurs. Le 6, ces douleurs ont cessé ; on fait une septième douche, chaude et froide alternativemement, et même une huitième le soir. Le 7, il n'y a pas de contractions ; on fait alors la ponction des membranes, mais les douleurs ne se manifestèrent que le 8. L'accouchement se termina à midi : l'enfan succomba et la mère se rétablit.

[1] Loc. cit.

La ponction des membranes n'a pas été beaucoup plus heureuse que les irrigations et a certainement causé la mort du fœtus. M. Payan ne connaissait pas encore les moyens de dilatation du col.

OBSERVATION XII [1]. — La femme Tiberghier, concierge rue des Biches, à Tourcoing, âgée de 34 ans, d'une constitution affaiblie et d'un tempérament lymphatique, multipare arrivée au milieu du septième mois d'une nouvelle grossesse, était épuisée par des hémorrhagies qui depuis un mois s'étaient souvent renouvelées. Elle offrait les symptômes d'une chloro-anémie. Elle avait déjà eu plusieurs syncopes, et sa faiblesse était arrivée au point de mettre sa vie en danger. Il était à présumer que la cause des hémorrhagies était une implantation vicieuse du placenta sur le col, ou, pour mieux dire, sur le segment inférieur de l'utérus. Au toucher, on ne pouvait produire le phénomène du ballottement. L'auscultation permettait de reconnaître le bruit de souffle et les battements du cœur de l'enfant. En présence de l'état de cette femme, sur les désirs exprimés par elle et par quelques parents, après s'être éclairé de l'avis d'un confrère, M. Bourgeois décida de provoquer l'accouchement prématuré par les douches de Kiwisch. Le col était long de 0m,02, assez élevé, épais, mou, laissant pénétrer le doigt dans l'orifice externe ; l'interne était fermé.

La première douche fut administrée le 2 octobre 1853 à 3 heures de l'après-midi; elle dura vingt minutes et il fut injecté 7 litres d'eau à 35°C. La femme fut replacée sur son lit et n'accusa aucune douleur. Le soir à 8 heures, nouvelle douche de même durée ; aucune douleur ni dans le ventre ni dans les reins. Le 3, douche d'un quart d'heure, à 9 heures du matin. Pendant l'opération, la femme accuse une douleur de reins; elle a plusieurs douleurs semblables dans la journée, elle peut constater le durcissement pierreux de la matrice. Le soir, le col est encore élevé, mais presque effacé, et la pulpe du doigt pénètre à travers l'orifice pour reconnaître les cotylédons du placenta. Pendant la nuit, la malade sommeille quelque peu, mais les douleurs la réveillent bientôt.

4. La dilatation a 0m,03 ; le col est abaissé ; les douleurs, franches, reviennent de temps à autre.

5. Le travail est régulièrement établi ; les contractions se suivent de de quart d'heure en quart d'heure. Cependant le placenta était inséré

[1] Bourgeois ; Gazette des Hôpitaux, pag. 500, 1855,

centre pour centre sur le segment inférieur de l'utérus. Il se décolla
entièrement et se dégagea dans le vagin. M. Bourgeois en fit l'extraction
et apposa une ligature sur l'extrémité fœtale du cordon. La tête, en occi-
pito-iliaque gauche postérieure, descendit lentement, et le soir la femme
fut délivrée d'un enfant petit et mort. Le placenta était sorti sept heures
avant le fœtus. Aucun écoulement de sang n'avait eu lieu. Les suites de
couches furent excellentes et la femme se trouva bien heureuse d'être délivrée d'une grossesse qui lui causait les plus vives inquiétudes.

OBSERVATION XIII [1]. — Le 14 décembre 1857, le Dr Aurelio Finizzio a
pratiqué à Naples le premier accouchement prématuré artificiel à l'aide
des douches sur le col. La parturiente, Élisabeth Mazzicano, avait atteint
sept mois et demi de grossesse. Elle présentait un rétrécissement du bassin
dans tous les axes, surtout au détroit inférieur. Le diamètre bi-ischiati-
que mesurait 2 pouces 9 lignes (0^m,075) et le coccy-pubien 2 pouces
10 lignes. On employa les injections d'eau à 30 ou 40° Réaumur (38 à
50° C.). On fit cinq séances de quinze à trente minutes de durée La durée totale de l'accouchement a été évaluée à cinquante heures environ.
L'opération fut suivie de succès pour la mère et pour l'enfant.

OBSERVATION XIV. — Cette observation, recueillie à la Clinique de
Strasbourg, a été publiée dans la *Gazette des Hôpitaux* [2].

Il s'agit d'une naine de 32 ans et primipare. La taille a 1^m,20 seulement. La colonne vertébrale est droite, les extrémités inférieures courtes. Les fémurs et les tibias sont arqués, le ventre proéminent. Le bassin
est aplati antéro-postérieurement et incliné en avant. Le diamètre sacro-
pubien mesure de 8 à 9 centim. On rencontre de grandes difficultés pour
atteindre le col. M. Stoltz diagnostique une grossesse de six mois, et
décide de faire l'accouchement prématuré artificiel à sept mois révolus.

Les injections sont commencées le 27 janvier 1858. Trois injections
vaginales chaudes sont faites ce jour-là sans résultats. Elles sont renouvelées le 28, et n'amènent que quelques douleurs de reins le soir. Le 29,
le travail s'établit dès la deuxième séance. Le soir, le col était effacé,
l'orifice bien au centre du vagin, dilaté comme une pièce de 2 francs. Il
n'y avait aucune partie engagée; la tête était dans la fosse iliaque gauche,
le dos à gauche. On réussit à faire tomber la tête, qui s'engage insensi-

---

[1] Gazette des Hôpitaux, pag. 94, 1858.

[2] *Ibid.*, pag. 477.

blement. La tête descendit avec les membranes, et, le soir, il fallut rompre celles-ci à minuit. L'expulsion eut lieu ensuite sans difficultés, mais l'enfant ne donnait plus signe de vie. Le côté gauche du crâne était enfoncé. Cet enfant pesait 2,040 gram. et mesurait 0^m,42 de longueur. I a délivrance fut facile et les suites de couches normales.

M. Stoltz regarde les douches comme devant remplacer tous les autres moyens, au moins tant qu'on n'est pas pressé pour provoquer le travail. Les contractions auraient été trop énergiques dans cette occasion.

OBSERVATION XV[1]. — Mme M..., 28 ans, est d'une bonne constitution et d'une grande force de caractère. Elle présente une luxation congénitale du fémur avec rétraction des muscles adducteurs. Cette rétraction est telle que les deux cuisses ne peuvent s'écarter l'une de l'autre ; de là, une gêne très difficile dans la marche et une déformation du bassin. Ce vice de conformation porte spécialement sur le diamètre antéro-postérieur du détroit supérieur, par suite de la saillie de l'angle sacro-vertébral. Ce diamètre ne mesure que 0^m,075. Au détroit inférieur, le diamètre coccy-pubien avait 9 centim. au lieu de 12. L'écartement des deux épines iliaques antérieures et supérieures était de 24 centim. au lieu de 27. Cette femme devint enceinte, et au mois de février 1857 le fœtus était à terme. L'accouchement fut très laborieux : après 36 heures de travail, la tête ne put franchir le détroit supérieur, et ce ne fut qu'à la suite de tractions très violentes que l'enfant fut extrait vivant ; mais il mourut deux jours après.

Chez la mère, il survint un phlegmon péri-utérin, par suite de la longueur du travail et de l'application du forceps. De là, suppuration, paraplégie, paralysie du sphincter anal et vésical ; eschares sacrées, trochantériennes et ischiatiques. La guérison survint cependant en six mois, mais les membres inférieurs restèrent parésiés.

Pendant l'année 1858, nouvelle grossesse. On provoqua l'accouchement prématuré artificiel au huitième mois, selon les présomptions : le col était élevé, ramolli, non dilaté, à orifice porté en arrière. Le mercredi 22 septembre à 9 h. du matin, on fit une injection d'eau tiède sur le col, avec un appareil Éguisier, pendant vingt minutes. On fit, à 2 h. du soir, une deuxième injection de même durée ; une troisième à 6 h. du

[1] Maunoury ; Gazette médicale, pag. 45, 1859.

soir. Le col s'efface et est dilaté comme une pièce de 0,50 centimes après cette douche. La nuit est tranquille ; pas de fièvre ; quelques douleurs très légères dans le bas-ventre. Le 23, à 7 h. du matin, quatrième douche ; cinquième à midi. On perçoit par le palper de petites contractions ; le col a la largeur d'une pièce de 1 franc. Sixième douche à 6 h. : le col est plus dilaté ; il y a quelques contractions intermittentes avec malaise général, mais pas de fièvre ; il y a seulement quelques douleurs vagues dans la paroi de la matrice. Le travail commença sérieusement à 7 h. et demie, une heure après la sixième douche. La poche des eaux se rompit à 10 h. du soir, et à 2 h. du matin l'accouchement se termina heureusement par l'expulsion d'un enfant bien constitué. La délivrance et les suites de couches furent naturelles ; l'enfant est bien portant.

OBSERVATION XVI [1]. — Dans trois accouchements successifs, la femme Beyns avait fourni la preuve que, chez elle, la nature était impuissante, et que le forceps lui-même ne pouvait extraire le fœtus sans perforation du crâne. Consulté vers le sixième mois d'une quatrième grossesse, le Dr van Mærstraeten et Claudine van Quaele constatèrent un rétrécissement antéro-postérieur de 0m,07 à 0,075. Ils pratiquèrent l'accouchement prématuré artificiel à sept mois et demi par les douches continues. Vingt-deux injections furent nécessaires; elles furent de quinze minutes chacune, dirigées, les premières sur le col, les autres dans son intérieur. Le travail se déclara vers le deuxième jour, et l'accouchement se termina heureusement et pour la mère et pour l'enfant.

OBSERVATION XVII [2]. — Femme de 25 ans, naine et contrefaite, enceinte de sept mois. La palpation fait reconnaître que la fosse iliaque droite est plus élevée et fait présumer que cette partie du bassin est plus grande que l'autre. L'intra-pelvimètre de Mme Boivin donne 3 pouces 2 lign. (0m,085) ; celui de van Huevel 3 pouces 1 ligne ; celui de Rizzoli, 3 pouces et 3 lignes. Le doigt permet de reconnaître la saillie de l'angle sacro-vertébral, le refoulement en dedans des cavités cotyloïdes, et spécialement la gauche. L'excavation, dans son ensemble, est plus basse qu'à l'état normal.

M. Balocchi commença à disposer les parties molles par des injections vaginales faites avec l'irrigateur Éguisier. Pendant quatre jours, du

[1] Annales et Bulletins de la Société de Médecine de Gand, 1859.
[2] Gazetta medica italiana, octobre 1857.

10 septembre au 14, on fit deux injections par jour, d'un quart d'heure de durée. Au bout de ce temps, le col utérin fut trouvé mou et légèrement ouvert dans son orifice externe.

15. Introduction d'un petit cylindre d'éponge préparée, maintenue en place jusqu'au 16 par un tampon de charpie. Il ne provoqua aucune douleur, mais raccourcit un peu le col, qui admit alors toute la première phalange de l'index. Nouvelle injection de vingt minutes, suivie de l'introduction d'un autre cône d'éponge un peu plus gros que le précédent ; quelques rares et courtes douleurs.

17. Nouvelle injection; deux grammes de seigle ergoté en quatre prises de quart d'heure en quart d'heure. Le 19, les douleurs, qui s'étaient peu à peu réveillées, vont en diminuant et cessent tout à fait dans la nuit. Le 20 et le 21, malgré les injections et l'éponge préparée, silence complet.

22. La femme étant entrée déjà dans son huitième mois, on résolut d'employer un moyen plus énergique. On introduisit une sonde d'homme en argent dans l'utérus, entre celui-ci et les membranes, et, après les avoir détachées en partie, on fit une injection continue de dix minutes ; l'eau ressortait limpide, et bientôt après les douleurs se réveillèrent et prirent le caractère d'un spasme de l'utérus. De l'agitation, des vomissements et de la diarrhée survinrent et furent combattus par la glace à l'intérieur ; un grand bain, quarts de lavements laudanisés, frictions belladonées sur le ventre et le col, déjà large comme une pièce de cinq francs.

23. Au milieu du jour, la dilatation était complète. Sous une forte douleur, la poche se rompit. On trouva la tête en deuxième position. Il n'y avait plus de battements cardiaques. L'accouchement se termina à 4 h. par l'expulsion d'un enfant du sexe masculin, mort-né. La mère se rétablit en dix-neuf jours. La mort du fœtus est attribuée par l'auteur au spasme utérin qui suivit l'injection intra-utérine.

Malgré l'inefficacité des douches utérines à la manière de Kiwisch, vu leur innocuité et la facilité du moyen, il croit qu'il faut les préférer à tout autre, en ayant toutefois la précaution de leur associer la rupture des membranes au moment le plus opportun, quand les contractions, ayant été suffisamment énergiques pendant quelques heures, viennent à se ralentir et à diminuer de force, au lieu de devenir plus fortes et plus durables.

OBSERVATION XVIII [1]. — H..., âgée de 29 ans, d'un tempérament nerveux à l'excès, eut une première grossesse marquée par des vomissements opiniâtres. Le 15 juillet 1863, elle est arrivée au huitième mois d'une grossesse encore plus orageuse que la première, puisque à des vomissements répétés s'ajoute une diarrhée incoercible que les moyens les plus rationnels et les plus variés ne peuvent faire disparaître. Depuis le troisième mois jusqu'au sixième, le flux intestinal a été chaque jour médiocrement abondant ; mais à partir du sixième mois jusqu'au commencement du huitième, il prend des proportions vraiment inquiétantes pour la mère et pour l'enfant. Aussi, après avoir épuisé toute la série des astringents et des toniques amers, après avoir constaté la grande faiblesse de la mère et le peu de viabilité du fœtus par l'auscultation, M. Lizé (du Mans) se détermina à provoquer l'accouchement prématuré artificiel. Il cautérisa d'abord le col utérin avec un bâton de nitrate d'argent introduit dans son orifice, suivant le procédé du professeur Giordano (de Turin) ; mais le succès ne vint pas couronner cette tentative. A l'aide de l'appareil Éguisier, neuf douches utérines de 12 ou 15 minutes furent pratiquées, et l'expulsion du fœtus eut lieu sans accident appréciable. L'enfant, garçon d'un volume à peine en rapport avec le terme de sept mois révolus, dans un état de faiblesse extrême, fut confié à une nourrice, mais ne tarda pas à succomber. Quant à la mère, malgré son épuisement, elle put graduellement recouvrer la santé, sous l'influence d'un régime tonique et réparateur.

OBSERVATION XIX [2]. — Paraplégie traumatique : grossesse, accouchement provoqué à huit mois. — Il s'agit d'une femme de 20 ans, qui fut atteinte de fracture de la colonne vertébrale au niveau de la cinquième ou sixième dorsale, avec paraplégie complète. Le lendemain, comme on était sûr que l'enfant vivait, et comme la mère allait de plus mal en plus mal, on provoqua l'accouchement par les douches d'eau tiède dans le vagin. Quatre jours après l'accident, le col était ouvert, on sentait la tête de l'enfant, et les contractions s'accentuaient de plus en plus, sans que la malade en eût conscience. Il y avait un météorisme énorme. L'accouchement se fit normalement ; l'enfant semblait avoir huit mois. Le placenta, fortement adhérent au fond de l'utérus, fut enlevé avec la main au bout d'une demi-heure. La mère mourut le neuvième jour après l'accident.

Bulletin de Thérapeutique, 1864.

[2] Birkerod; Hospital Tidende. R. II, 38, 1875.

Observation xx. — Accouchement prématuré artificiel commencé par le procédé de Kiwisch et terminé par celui de Braün modifié par Mattéi [1].

— Il s'agit d'une femme blonde, âgée de 22 ans, rachitique. Taille de 1m,45 ; tête, tronc et membres supérieurs bien conformés ; le bassin, les lombes et les jambes sont déformés. La colonne lombaire est fortement ensellée jusqu'à la quatrième vertèbre sacrée. Le grand trochanter droit est effacé et recouvert de cicatrices scrofuleuses. Quelques-unes se sont rouvertes, sous l'action des parois abdominales distendues. L'os iliaque droit est comprimé de dehors en dedans ; le sacrum, fort, est tordu sur lui-même de droite à gauche et d'arrière en avant, le pubis aplati d'avant en arrière, et les ischions repoussés en arrière, ainsi que le coccyx. L'os iliaque gauche est régulier et bien développé. Les fémurs sont tordus sur leur axe de dehors en dedans et les mouvements d'abduction sont très limités. Le membre inférieur droit a 0m,05 centim. de moins que le gauche. L'arrêt de développement porte également sur le fémur et le tibia. Les diamètres antéro-postérieurs ont 0m,065 millim. au détroit supérieur, 0m,075 au détroit inférieur. Le diamètre transverse a 0m,075, l'oblique droit 0m,060 e le gauche 0m,070. L'angle sacro-vertébral est très saillant et dévié à droite.

La dernière menstruation date du 25 avril ; elle avait toujours été régulière. La première douche a lieu le 18 novembre ; la grossesse a sept mois. On donne, ce jour-là, deux douches de vingt minutes, à six heures d'intervalle : manœuvres indolores ; le col est ramolli.

19. Trois douches de trente minutes : légères douleurs lombaires, sans modification du col.

20. Deux douches de même durée, de 8 heures à midi ; fatigue après la dernière, pouls faible, pâleur du visage ; ces symptômes disparaissent sous l'influence d'un cordial. Le col est court et fermé. A 3 heures, introduction d'une bougie n° 14 dans le col. Quoique le col soit maintenu par l'index et le médius droit, l'instrument glisse sans pénétrer dans le col.

On a recours au spéculum ; il faut plusieurs tentatives pour prendre le col. Pour lors, l'introduction est facile, indolore. Les membranes ne sont pas déchirées. Dès ce moment, les douleurs sont continues. Le 21, à 4 heures du matin, treize heures après l'introduction de la bougie, les douleurs sont intolérables ; la sonde est retirée. Le col est effacé, mais fermé. Les douleurs cessent, pour reparaître à midi. L'accouchement n'a lieu que le 23 à midi. L'enfant est mort : il pèse 1,495 grammes et me-

[1] Guillabert ; Union médicale, pag. 908, 1873.

sure 0^m,37 centim. de longueur. Le diamètre bi-pariétal a 0^m,06 centim.; il était venu en première position du sommet, avec les deux mains en procidence. L'accoucheur dut refouler les lèvres du col sur le cou de l'enfant.

Cette observation se rapporte à une de ces femmes où le travail est long à s'établir, mais encore plus à marcher. L'introduction de la bougie a été assez laborieuse, et nul doute que les injections antérieures n'aient disposé le col à la recevoir.

Observation XXI [1]. — La nommée J. M..., âgée de 30 ans environ, couturière, de petite taille (1^m,37) et d'un tempérament lymphatico-nerveux, est enceinte pour la deuxième fois. Elle a subi à 23 ans, avant son mariage, les premières atteintes de l'ostéomalacie. A cette époque, elle a ressenti des douleurs dans le dos, les reins et les membres inférieurs, mais surtout dans les reins, avec difficulté dans la marche et fatigue dans la station debout. Peu à peu la colonne vertébrale s'est incurvée à partir de la quatrième vertèbre dorsale jusqu'à la partie inférieure du sacrum. Aujourd'hui cette incurvation est très prononcée et les apophyses épineuses font saillie à la surface du dos et des lombes ; les jambes et les cuisses sont droites et ne portent aucune trace de rachitisme. Les bras sont bien conformés. Son premier accouchement remonte à deux ans; l'enfant se présentait par le vertex. Le travail fut long, et l'extraction du fœtus, qui était mort, ne fut obtenue que par une application de forceps très laborieuse. Le vagin et la vulve furent le siège d'eschares qui guérirent rapidement et sans laisser de difformités.

Cette femme, redevenue enceinte, entre à la Clinique d'accouchement de Lille en 1874, à sept mois et demi de grossesse. Le palper fait reconnaître une présentation transversale du fœtus : tête à droite et dos en arrière. Les battements du cœur, très nets, s'entendent à droite à trois travers de doigts au-dessus du pubis. Le col est très élevé, mou et dirigé en arrière. Il n'y a aucune partie fœtale distincte d'engagée, on ne touchait pas l'angle sacro-vertébral. La mensuration avec le compas de Baudelocque et la pelvimétrie interne donnent les dimensions suivantes :

1° Pour le détroit supérieur :

[1] D Pilat (de Lille) ; Annales de Gynécologie, pag. 216, 1875.

1° D'une épine iliaque antéro-supérieure à l'autre....... 0ᵐ,250

2° —— antéro-inférieure.............. 0ᵐ,191

3° De la partie la plus évasée de la crête iliaque d'un côté
à celle du côté opposé........................ 0ᵐ,272

4° De l'apophyse épineuse de la dernière lombaire à la
symphyse pubienne............................. 0ᵐ,192

2° Pour le détroit inférieur :

1° D'une tubérosité ischiatique à l'autre.............. 0ᵐ,058

2° D'une épine sciatique —— 0ᵐ,072

3° De l'extrémité du coccyx à la partie inférieure de la
symphyse pubienne............................. 0ᵐ,091

L'angle sacro-vertébral ne faisait pas de saillie, mais la symphyse pubienne était très inclinée de haut en bas et d'avant en arrière Les branches du pubis, aplaties dans une étendue de 3 à 4 centim., rétrécissaient le détroit inférieur et donnaient au détroit supérieur la forme d'un Y dans le sens antéro-postérieur. Ce bassin avait donc la forme d'un entonnoir ; en outre, la hanche gauche était un peu plus élevée que la droite, et on obtint : 0ᵐ,22 de l'épine iliaque antéro-supérieure gauche à l'épine postéro-supérieure droite ; 0ᵐ,25 de l'épine antéro-supérieure droite à la postéro-supérieure gauche. Le côté gauche du bassin était donc un peu rétréci.

Cette femme ayant déjà eu un premier accouchement très laborieux, on fit l'accouchement prématuré artificiel par la méthode de Kiwisch. L'appareil choisi fut l'irrigateur Éguisier. L'eau était à 25 ou 26° centigrades. Le jet fut dirigé pendant quinze minutes sur le segment inférieur de l'utérus, au pourtour du col. Après cette première irrigation, le col parut ramolli et entr'ouvert au point d'admettre la pulpe de l'index dans son intérieur.

Le lendemain 31 mai, deux irrigations à 10 heures du matin et 5 heures du soir. Quelques frictions douces sur le col avec l'index et sur le fond de l'utérus avec la main gauche, amenèrent un commencement de rétraction de tout l'organe, mais sans douleurs.

1ᵉʳ juin. Les irrigations sont continuées sans amener de changements sensibles dans l'état du col. Le 2, après la deuxième irrigation, le col se dilate et permet l'introduction facile du doigt, qui sent parfaitement les membranes quand l'utérus se rétracte. Afin d'augmenter l'effet de l'irrigation, M. le professeur Pilat (de Lille) décolle avec le doigt les membranes dans une étendue de quelques centimètres sur tout le pourtour du col. Pendant la nuit suivante, la malade commence à ressentir dans la région hypogastrique quelques douleurs qui annoncent un commencement de travail.

3 au matin. Nouvelle irrigation, dans laquelle on dirige avec précaution la canule dans le col, en l'insinuant entre l'utérus et les membranes décollées. A la suite de l'irrigation, on exerce quelques tractions modérées sur le col, qui se dilate comme une pièce de 2 francs. On sent un petit membre à travers les membranes tendues ; on applique ensuite un peu d'extrait de belladone sur le col. Après l'irrigation du soir, des douleurs plus manifestes que la veille apparaissent, mais cette fois persistent toute la nuit, avec des intervalles d'une demi-heure.

4. Le col est dilaté comme une pièce de 5 francs ; on fait une tentative de version par manœuvre externe, qui échoue parce que le siège et les membres pelviens étaient déjà trop engagés. Les membranes se rompent à 2 heures du soir ; les douleurs étaient soutenues, toutes les cinq minutes ; le col suffisamment dilaté. On pratiqua la version pedalique. La rotation, qui devait amener le dos sous l'arcade pubienne, ne s'effectua pas, parce que les bras étaient relevés sur la tête et l'épaule droite enclavée entre l'angle sacro-vertébral et la partie postérieure de l'os coxal, au-devant de l'aile droite du sacrum. Il fallait ramener successivement chaque bras au-devant de la poitrine et, de là, dans le bassin.

La tête, fortement défléchie, resta, malgré tout, accrochée au-dessus du rebord de la ligne innominée ; on dut recourir au forceps. Le tronc était fortement relevé ; la tête put être saisie latéralement dans le sens du diamètre bipariétal et amenée au détroit inférieur par d'énergiques tractions en arrière et à gauche. Le forceps fut enlevé, et l'on parvint à fléchir suffisamment la tête, par l'introduction de deux doigts dans la bouche, pour terminer l'accouchement. L'enfant vécut 20 minutes. Le placenta fut expulsé par expression utérine. Les suites de couches furent naturelles. Le volume de l'enfant était celui d'un fœtus à huit mois de grossesse : $0^m,086$ pour le diamètre bipariétal, $0^m,074$ pour le bi-temporal, $0^m,094$ pour le sous-occipito bregmatique.

OBSERVATION XXII [1]. — La femme H..., âgée de 38 ans, d'une constitution très délicate, est mariée à un homme d'une force plus qu'ordinaire. Elle a été rachitique dès son enfance ; les fémurs font saillie en avant ; les tibias sont presque droits, mais la région lombaire présente

---

[1] Annales de Gynécologie, pag. 367, 1876.

un enfoncement assez marqué. Une première grossesse se termina à terme par un accouchement très laborieux, avec une application de forceps qui ne donna le jour, au prix de beaucoup de difficultés, qu'à un enfant mort et mutilé, pesant 4 kilogram. environ. Les suites de couches furent pénibles et durèrent six semaines. Une deuxième grossesse l'année suivante fut normale, mais M. le professeur Pilat reconnut un rétrécissement antéro-postérieur (0m,08), avec l'angle sacro-vertébral dévié à droite. La dame H.... refusa le bénéfice de l'accouchement prématuré artificiel qui lui fut proposé, et arriva au terme. Le travail fut très long, précédé pendant deux jours de douleurs lombaires intolérables. Il dura deux jours : il fallut faire deux applications de forceps, et la seconde ne put faire franchir le détroit supérieur à la tête, qui se présentait en première position, qu'avec un enfoncement considérable du pariétal gauche, qui s'était trouvé en rapport avec le promontoire. L'enfant était mort et pesait 4 kilogram. Les suites de couches furent compliquées de métro-péritonite avec un abcès intra-pelvien, et la malade ne se rétablit qu'au bout de deux mois.

Deux ans plus tard, en 1875, nouvelle grossesse. Cette fois M. Pilat soumit la dame H... à un régime débilitant, recommandé par M. Depaul. Les aliments furent réduits d'un tiers, et l'on fit une saignée de 300 gram. à sept mois. Nouvelle saignée de 400 gram. et réduction d'un quart de ration alimentaire à huit mois et demi. Le col permettait l'introduction de l'index ; la tête du fœtus paraissait encore assez considérable, et en première position.

L'accouchement prématuré artificiel fut de nouveau proposé, et cette fois accepté. M. Pilat choisit la méthode de Kiwisch. Les injections furent commencées le 2 février ; elles eurent lieu matin et soir, avec de l'eau à 25° centigrades. Après la deuxième injection, le col commença à se dilater ; on put sentir la poche des eaux distendue à travers l'orifice interne du col. Dans la nuit, des douleurs lombaires semblables à celles qui avaient précédé le deuxième accouchement se firent sentir et privèrent la malade de sommeil.

Le 3, les irrigations furent continuées et amenèrent une dilatation du col de 0m,04 environ. Enfin, le 4, le travail réel commença ; mais les douleurs ne furent pas assez vives ni assez fortes pour engager la tête dans la cavité du bassin. M. Pilat n'osait rompre la poche des eaux malgré la dilatation avancée, dans la crainte de faire écouler le liquide sans profit pour l'établissement d'un travail plus actif.

Le 5 néanmoins, dès le matin, les douleurs s'accentuèrent et se rapprochèrent. La tête tendit à s'engager dans le détroit supérieur et le col compléta sa dilatation. Vers 7 heures, sous l'influence de contractions plus énergiques et plus rapprochées, la poche des eaux se rompit et laissa couler une quantité peu considérable de liquide amniotique. A 8 heures, M. Pilat trouve la tête dans la même situation que le matin, c'est-à--dire arrêtée au détroit supérieur, vers le diamètre bi-pariétal, par l'angle sacro-vertébral.

L'enfant est parfaitement vivant; mais les battements du cœur, quoique encore assez forts, commencent à se ralentir. On applique le forceps directement, et on saisit la tête obliquement, une cuiller appliquée sur la bosse frontale droite, l'autre sur la partie gauche de la suture lambdoïde. Quelques tractions suffisent pour faire descendre la tête dans l'excavation du bassin ; puis, par un mouvement de rotation imprimé aux branches de l'instrument, l'occiput fut amené au-dessous de l'arcade pubienne. L'expulsion fut abandonnée à la nature et eut lieu après quelques douleurs.

L'enfant, parfaitement vivant, pesait $2^k,700$, 1,300 gram. de moins que le second enfant. Les suites de couches ont été naturelles. Les dimensions fœtales étaient de $0^m,092$ pour le diamètre bi-pariétal, $0^m,13$ pour l'occipito-mentonnier et 0,015 pour l'occipito-frontal. Ces diamètres étaient réductibles de $0^m,02$ par le chevauchement des os.

OBSERVATION XXIII[1]. — Une femme qui avait eu six accouchements à terme faciles et deux accouchements avant terme, vit ses règles faire défaut au commencement de 1870. Tout marcha bien d'abord ; mais dès la première moitié de la grossesse elle éprouva des troubles insolites : des douleurs qui, d'abord légères, augmentèrent d'intensité; des vomissements et surtout un accroissement rapide de l'abdomen ; de l'œdème des pieds, qui gagna bientôt les jambes.

Au commencement de juin, les douleurs étaient intolérables : il y avait des douleurs au-dessous des côtes, de l'insomnie et de l'impossibilité de marcher.

Le 12 juin, lorsqu'elle consulta le professeur Benicke, la circonférence du ventre ne mesurait pas moins de 114 centim, du pubis au nombril $0^m,26$ et du nombril au fond de l'utérus $0^m,20$. Nonobstant cet état, le cœur, les poumons et les reins furent trouvés normaux. A l'inverse de la

[1] Benicke ; Berlin. klin. Woch., n° 52, 1879.

partie supérieure, le segment inférieur de l'utérus était peu dilaté ; la tête, qui se présentait, était d'une mobilité extrême ; enfin le col était conservé et l'orifice externe permettait l'introduction de l'index.

De ces données, Benicke conclut à l'existence d'une hydropisie considérable de l'amnios et ajouta que l'utérus renfermait vraisemblablement deux jumeaux, avec hydropisie plus marquée de l'une des deux poches amniotiques, en raison de la différence existant entre la dilatation des parois abdominales. En conséquence et vu l'état général de la femme il provoqua l'accouchement.

L'agent qu'il choisit fut l'irrigation du vagin faite avec de l'eau chauffée à 40° Réaumur (50°C.) et additionnée d'un peu d'acide phénique ; à chaque fois, il en faisait pousser deux ou trois irrigateurs. Après la deuxième injection, pratiquée à 10 heures du soir, douleurs lombaires revenant périodiquement, mais s'arrêtant dans la nuit. Le matin, il pratiqua la troisième et la quatrième injection. A 10 heures, le col était effacé et admettait une demi-main ; rupture artificielle des membranes et écoulement peu abondant de liquide amniotique. A 4 heures du soir, expulsion du premier enfant. A 5 heures et demie, rupture de la deuxième poche et écoulement énorme de liquide, et, à la suite, expulsion d'un second enfant, venu par le sommet comme le premier. C'étaient deux garçons ayant 0^m,44 et 0^m,46 de longueur. La rétraction de l'utérus fut rapide et les suites de couches furent normales.

Les observations qui suivent sont tirées des archives de la Maternité de Lyon ; nous les devons à M. le Dr Vayssettes (de Marseille), qui a bien voulu nous les communiquer.

OBSERVATION XXIV. — Geneviève X..., 32 ans et primipare, a été accouchée prématurément en 1858 par les douches de Kiwisch, dans les premiers jours du neuvième mois de la grossesse. L'intervention était justifiée par un rétrécissement du bassin portant sur le détroit inférieur et donnant à l'excavation la forme d'un entonnoir. Dix douches de 10 à 30 litres à 37° furent administrées, en tout 215 litres et trois bains. Les douleurs devinrent franchement intermittentes à la fin du deuxième jour après une douche de 30 litres, dont 10 sur le col. La parturiente éprouva un sentiment de lassitude considérable après la cinquième douche ; après la neuvième douche, elle eut une faiblesse ; le ventre était sensible. La femme présentait un état nerveux, spasmodique, avec anxiété très grande.

L'accouchement se termina le quatrième jour, la femme appuyée sur les genoux et sur les coudes. La vulve était très en arrière, et le coït ne pouvait avoir lieu que dans cette position. L'enfant, du sexe masculin, naquit en première position du sommet et bien portant ; la délivrance ne présenta rien de particulier, mais la mère fut prise d'une péritonite dont elle mourut. Les douches avaient déterminé une vulvo-vaginite très intense. En arrière, il existait une ulcération profonde, à fond grisâtre, comme pultacé.

La lenteur d'action des douches s'explique, dans ce cas, par la situation anormale de la vulve qui avait pu influer sur la direction du col. Nous signalons également le peu de soin qu'on a mis à doucher le col, puisque, sur 30 litres, 10 seulement lui furent destinés. Il n'y a pas lieu, dans ces conditions, de s'étonner qu'une telle quantité de liquide faisant plutôt une irrigation qu'une douche, ait dénudé l'épithélium vaginal et produit une ulcération. Nous trouvons, du reste, la même lésion reproduite par le même manuel opératoire dans les observations qui suivent.

Observation XXV. — En 1859, on fait accoucher prématurément la nommée Marie D..., primipare, âgée de 25 ans. Le bassin est rétréci, à peu près cordiforme, déjeté en dedans du côté droit ; un peu moins vicié du côté gauche.

On fait, à sept mois de grossesse, onze irrigations vaginales de 10 à 30 litres à 37°, en tout 191 litres. Après la dixième douche, il y eut des vomissements, un frisson prolongé et violent. Le pouls était petit, à 100 pulsations, le ventre sensible. Après la dernière : lipothymie, pouls filiforme, 140 ; cyanose et refroidissement aux extrémités.

On fit trois applications d'éponge préparée. Les douleurs ne devinrent franchement intermittentes qu'après la deuxième. Les dernières douches eurent lieu concurremment avec l'éponge préparée. La situation de la femme parut si grave qu'on fut sur le point de faire l'opération césarienne. Le col ayant la dilatation d'une pièce de trois francs, on fit des débridements. La tête de l'enfant étant à la vulve, on fit infructueusement deux tentatives de forceps. On dut recourir au céphalotribe, la mort de l'enfant étant connue. L'accouchement ne fut ainsi terminé qu'à la fin du septième jour.

9

La patiente mourut de péritonite. On trouva, à l'autopsie, une ulcération grande comme une pièce de vingt centimes, sur la face interne et droite du col. Le cul-de-sac postérieur était parsemé de petites ulcérations qui comprenaient toute l'épaisseur de la muqueuse. Il y avait une phlogose générale de tout le vagin.

OBSERVATION XXVI.—En 1860, la même chose faillit arriver à la nommée Louise B..., tripare, âgée de 36 ans. Cette femme, porteuse d'un rétrécissement du bassin, eut un premier accouchement laborieux qui dura trois jours, mais ne nécessita pas d'intervention. On est sans détails sur le second. Cette fois on commença les manœuvres, pour provoquer le travail, à sept mois et demi; le 5 janvier, on fit quatre irrigations de 5 à 25 litres ; mais on fut forcé de s'interrompre du 7 au 16 pour état grave de la femme (lassitude, abattement, chaleur à la peau, diarrhée très abondante, anorexie). L'accouchement fut continué par l'éponge préparée et se termina le 20 au soir. La femme et l'enfant sortirent en bonne santé.

OBSERVATION XXVII.— En 1861, la nommée Marie C... est secondipare. Trois ans auparavant, elle accouchait à terme après une bonne grossesse. On dut faire l'embryotomie après un travail de quarante-huit heures. Les suites de couches furent bonnes. Le rétrécissement portait sur le détroit inférieur ; le supérieur était normal. Cette fois on fit l'accouchement prématuré artificiel dans la première quinzaine du dernier mois. On donna six douches de 12 à 36 litres : en tout 148 litres. L'accouchement se fit à la fin du cinquième jour après la dernière douche, et vingt et une heures de travail. L'enfant, venu par le sommet, ne vécut que quelques heures ; la mère se rétablit promptement.

Redevenue enceinte l'année suivante, elle fut accouchée à sept mois et demi, à l'aide du double ballon de Chassagny. Le travail a duré vingt-neuf heures depuis le commencement des manœuvres. L'enfant, qui se présentait par une épaule, dut être extrait par la version. Après le dégagement des épaules, le col se contracte et retient la tête, qui ne vient qu'après quinze minutes de tractions assez fortes. La mère sortit bien portante.

OBSERVATION XXVIII.— Il s'agit d'une primipare, Marguerite B..., âgée de 37 ans. Elle présente un rapprochement considérable des ischions et une forte saillie du coccyx en avant. Le détroit supérieur est aussi rétréci par une saillie considérable de l'angle sacro-vertébral. On la fit accoucher prématurément à sept mois et demi, à l'aide de sept douches de 6 à 24 litres: en tout 115 litres et trois bains de siège. Cet accouchement se termina à la fin du cinquième jour. Pendant les manœuvres, la malade se plaignit d'étouffement, de brisement général ; le pouls augmenta. Le travail s'est établi à la suite d'un violent frisson de trois quarts d'heure environ qui suivit la dernière douche. Il dura vingt-deux heures et demie. L'enfant, venu par le sommet, succomba; la mère se rétablit.

Observation XXIX. — La nommée Pétronille G..., 27 ans, a eu un premier accouchement qui se termina par le forceps, à terme. L'enfant était mort-né, et la mère eut des suites de couches normales. Enceinte pour la seconde fois en 1876, on la fit accoucher à la fin du huitième mois ; on avait reconnu un rétrécissement du détroit supérieur. Le bassin était, de plus, fortement incliné. On fit six irrigations de 15 à 30 litres : en tout 125. On se servit en outre de l'appareil Contamin. On dut faire la rupture artificielle des membranes et exercer des tractions sur l'enfant, qui venait par les pieds. L'accouchement se termina au commencement du cinquième jour par l'expulsion d'une fille mort-née ; les suites furent normales. Une troisième grossesse venue à terme se termina par la crâniotomie. Il y eut des suites graves : le sphacèle d'une partie du vagin. En 1879, elle eut encore une grossesse. On fit, à huit mois, deux séances d'irrigation : l'une de 12 litres, l'autre de 18. L'accouchement se termina au commencement du second jour. L'enfant était mort-né ; il s'était présenté encore par les fesses ; on avait dû rompre les membranes et tirer sur les pieds.

Observation XXX. — Mme B..., bassin assez régulièrement rétréci. Un premier avortement a eu lieu à deux mois, sans cause connue, six ans auparavant. Un an plus tard, en présence d'une tête qui paraissait dure et volumineuse, MM. Bouchacourt et Chassagny firent la céphalotripsie. Deux ans après, ils eurent, avec le forceps, un enfant mort et à terme. Enfin, à son quatrième accouchement, on provoqua le travail à huit mois. On employa les douches utérines : deux douches par jour, de 3 litres; quatre le dernier jour ; grand bain après chaque douche. L'avant-dernier jour, on essaya d'extraire l'enfant par le forceps, mais inutilement. La mère sortit bien portante, avec son enfant en bonne santé.

Cette série d'observations n'est pas encourageante, il faut bien l'avouer ; mais on reconnaîtra aussi qu'à leur lecture on croirait plutôt avoir affaire à des irrigations vaginales qu'à des douches sur le col. Les premières sont loin d'avoir la même efficacité que les secondes, et la grande quantité de liquide qu'elles nécessitent, à une assez haute température et peut-être avec un jet violent, donnent bien la raison des accidents locaux et généraux que les femmes ont éprouvés. Ces accidents ne s'observent plus dans les faits qui suivent, et qui ont été recueillis à la Maternité de Marseille ou dans la pratique civile de plusieurs accoucheurs.

OBSERVATION XXXI[1].— La nommée Carrière (Marie), âgée de 37 ans, rachitique, taille de 1^m,205, présente une saillie considérable de la colonne vertébrale dans la région dorsale à droite, avec voussure très prononcée de la partie inférieure et antérieure de la poitrine. Les tibias sont tordus en dedans.

Cette fille ayant été affectée, quatre ans auparavant, d'une pleuropneumonie, n'a été menstruée depuis que d'une manière fort irrégulière. Il y a eu suppression complète des règles pendant les deux années qui ont suivi la maladie. Elles n'ont paru que deux ou trois fois depuis cette époque. La dernière apparition a eu lieu au mois de décembre 1853, et elle ne s'est mise dans le cas de devenir enceinte que depuis le 19 mars 1854.

Le 9 septembre suivant, Marie C... vint à l'hospice consulter M. Villeneuve, qui constata l'existence d'une grossesse au moyen du toucher vaginal et abdominal et de l'auscultation, sans pouvoir en déterminer le terme précis, qu'il supposa néanmoins de près de six mois. En procédant à la mensuration du bassin, il constata un diamètre sacro-pubien de 158 millim. avec le compas d'épaisseur de Baudelocque, et un diamètre intra-pelvien de 85 avec le doigt, sans défalcation.

Le 24 octobre, il crut devoir provoquer une consultation de MM. Martin, Ducros, Roux et Magail. Ces praticiens constatèrent aussi un diamètre intra-pelvien de 85 millim. et furent d'avis de provoquer l'accouchement à la fin du huitième mois.

Le 19 novembre, époque présumée de la fin de ce huitième mois, M. le professeur Dumas (de Montpellier), de passage à Marseille, vit cette

[1] Villeneuve ; Revue médicale, 1855.

femme, et fut frappé du petit volume du ventre. Il pensa que le produit de la conception, participant de la constitution exiguë de la mère, devait être d'un petit volume et qu'on pouvait attendre encore quelque temps avant de procéder à la provocation de l'accouchement artificiel.

Le 28 novembre, trouvant le col très ramolli, ayant perdu de sa longueur, les orifices très entr'ouverts, une partie fœtale dure, arrondie, appuyant sur l'orifice interne, sans pouvoir la distinguer, M. Villeneuve ne crut pas devoir différer plus longtemps l'expulsion artificielle du fœtus sans compromettre gravement la vie de la mère et de l'enfant. Aussi, le même jour, il est procédé à l'administration des douches utérines d'après la méthode de Kiwisch.

On en fait l'application la plus simple possible en se servant d'un clysopompe à jet continu. M. Villeneuve dirige lui-même l'extrémité de la canule sur le col utérin, qui a reçu la douche pendant dix minutes. Le liquide était de l'eau simple à 32° ou 34° Réaumur. Cette injection a été répétée, le lendemain à 9 heures du matin, de la même manière et pendant le même laps de temps. Le soir, la patiente s'est refusée à la répétition de la même opération, disant que les douches l'avaient refroidie.

Cependant elle éprouvait du malaise, une certaine inquiétude indéfinissable, des douleurs de reins depuis 5 heures du soir. Le col est effacé, souple, dilatable, l'orifice largement ouvert. On sent la tête ; les douleurs deviennent de plus en plus fortes. 1 centim. de dilatation à 10 h. du soir, 3 à 11 heures.

Les membranes bombent. On reconnaît une première position du vertex. La tête s'engage. Circulation fœtale très prononcée dans la région hypogastrique gauche ; soufle utérin au-dessus de l'aine droite. A minuit, on ne sent plus le rebord postérieur de l'orifice utérin. Une demi-heure après, les membranes se rompent spontanément ; il s'écoule une grande quantité d'eau ; la tête exécute sa rotation.

Le 30 novembre, à 9 heures du matin, dilatation complète ; fontanelle postérieure sous l'arcade pubienne. Un instant après, la tête se dégage dans le sens antéro-postérieur et se restitue en position occipito-antérieure gauche. Son expulsion a été suivie de celle du tronc, qui s'est dégagé obliquement.

Fille née chétive, présentant un chevauchement bien prononcé du pariétal gauche sur le pariétal droit, preuve incontestable de l'action du rétrécissement pelvien sur la tête de l'enfant. Poids 2,100 gram.; longueur totale 45 centim. L'enfant paraît avoir dépassé le huitième mois de la gestation ; après la sortie, le bi-pariétal mesure 7 centim., avec le chevauchement.

Les suites de couches furent parfaites, à l'exception de violents maux de tête dont la mère s'est plainte jusqu'au sixième jour, et que rien n'a pu calmer. L'enfant a été bien jusqu'au cinquième jour, où le sclérème s'est déclaré. Le muguet survint le lendemain, et l'enfant a succombé le dixième jour après sa naissance. La mère est sortie en parfaite santé douze jours après son accouchement. La durée du travail a été de huit heures, et il n'y a eu que quatre heures de fortes douleurs.

Dans les réflexions dont M. Villeneuve fait suivre cette observation, il est dit, à propos du moyen employé, qu'on n'a pas la prétention d'établir que les douches agissent dans tous les cas avec cette rapidité. Il existe, dans les annales de la science, des observations où elles n'ont opéré qu'avec une extrême lenteur, au point d'obliger le chirurgien d'avoir recours à des moyens plus expéditifs. Sans rejeter ces derniers moyens, lorsque le cas les réclame impérieusement, M. Villeneuve pense qu'on doit préférer la douche utérine, et que l'on doit toujours commencer par son emploi. Il croit aussi que le soin que prendra l'opérateur de diriger le jet de l'eau sur l'orifice externe du col contribuera puissamment à le ramollir promptement et à en amener la dilatation.

OBSERVATION XXXII.— La nommée Girard (Marie), primipare, âgée de 25 ans, est entrée à la Maternité de Marseille le 11 juin 1865. Cette fille est rachitique ; la colonne vertébrale est déviée et les tibias ont une forte incurvation en dedans. La mensuration externe donne 160 millim. et la mensuration interne 80, sans défalcation. Le col est encore très long, et souple ; l'orifice externe à peine entr'ouvert, et aucune partie fœtale engagée. Le fond de l'utérus occupe la partie supérieure de la région ombilicale. Les doubles battements s'entendent en avant et au-dessous de l'ombilic. Les dernières règles datent de la fin octobre 1864, mais la patiente ne peut donner de renseignements bien précis à ce sujet. On estime que la grossesse a atteint la fin du septième mois.

Après une consultation, on décida de faire l'accouchement prématuré artificiel à huit mois. La première douche est donnée le 17 juillet à

8 heures du matin; on se sert d'un irrigateur Éguisier, l'eau à 30°, la canule un seul orifice. Le jet est dirigé dans l'axe du col. Après avoir pris un grand bain, la parturiente est soumise à une douche de 15 minutes de durée ; une heure après, on barbouille le col de pommade belladonée.

Le soir à 2 heures, deuxième douche de la même façon ; à 3 heures, elle est prise d'un frisson d'une heure environ, qui ne s'est plus renouvelé. Le col est plus souple, mais fermé ; aucune partie n'est engagée. A 6 heures, la femme accuse quelques légers malaises, et il s'écoule quelques glaires sanguinolentes; on donne, à 7 heures, la troisième douche pendant 20 minutes environ. Durant cette opération, on sent quelques contractions indolores de la matrice ; le col est plus souple et on introduit le doigt à travers l'orifice. Il se déclare, à 8 heures du soir, quelques douleurs de reins qui durent toute la nuit.

Le 18, quatrième douche, à 8 heures du matin, pendant 20 minutes ; les douleurs sont plus vives. Après chaque douche, on enduit le col de belladone. A 2 heures du soir, cinquième douche de 18 minutes : on remplit 21 fois l'irrigateur, qui contient 820 gram. de liquide, soit 17,220 gram. en tout. Les douleurs deviennent plus fortes. La sixième douche a lieu à 7 heures et demie, pendant 14 minutes ; 14 irrigations : 14,760 gram. d'eau. A 10 heures, les douleurs étaient fortes et rapprochées ; le col avait perdu de sa longueur ; on introduisait le doigt dans l'orifice interne, mais on ne sentait toujours pas de parties engagées. La circulation fœtale s'entendait toujours sur la ligne médiane et au-dessous de l'ombilic.

19. A 8 heures on administre 1^{gr},50 de seigle ergoté, en six doses de quart d'heure en quart d'heure. La parturiente est inquiète et souffre beaucoup. Les orifices sont ouverts et les membranes bombent. A 10 h. 20, les douleurs sont continues, les souffrances très vives et la peau très chaude. Les membranes se rompent spontanément pendant une douleur; il s'en écoule une grande quantité de liquide amniotique. Les douleurs se ralentissent. On fait prendre alors un grand bain à la femme, avec une pilule de 0^{gr},05 d'opium. Deuxième bain à 2 heures du soir; les douleurs deviennent très vives et durent toute la nuit. La circulation fœtale s'entend toujours.

20. Les douleurs sont très vives; il y a de l'anxiété, même un peu de délire. Le col est un peu dilaté et permet de sentir un coude. On donne encore un grand bain et 0^{gr},075 d'opium. Les douleurs de reins se sont

calmées après le bain, et la femme a retrouvé un peu de tranquillité jusqu'à 6 heures du soir ; le col était alors plus souple, mais non plus dilaté. Nouveau bain à 8 heures, qui réveille les contractions.

21. L'orifice a plus de 0,01 centimètre de dilatation ; ses bords sont souples, le coude est plus engagé et tuméfié. La circulation commence à se ralentir. On donne encore un grand bain. A 4 heures du soir, les douleurs étaient rapprochées, le coude bien engagé et le col avait 0,03 de dilatation. On se décida à le débrider sur les parties latérales. Cette opération permit le dégagement du bras, qui était le droit, en deuxième position de l'épaule droite, avec le dos en arrière. M. Villeneuve essaya alors de faire la version, mais la proéminence de l'angle sacro-vertébral l'empêcha de pénétrer dans l'utérus. M. Magail n'eut pas plus de bonheur. On essaya alors de faire l'évolution artificielle à l'aide des crochets mousses d'abord, puis aigus ; on ne réussit qu'à engager l'épaule et à détacher le bras du tronc.

Les souffrances de la patiente étaient horribles ; on se décida à laisser agir la nature pendant la nuit, et à renvoyer la suite des manœuvres au lendemain. On donna une pilule d'opium et l'on fit coucher la malade sur un lit bien souple, pour qu'elle pût reposer. Le soir, elle a pris encore un grand bain, 0,15 centigram. d'opium et une potion calmante dans la nuit. Les contractions ont continué à se montrer irrégulièrement ; le ventre très ballonné et les douleurs étaient redevenues vives depuis le matin. On retira beaucoup d'urine par le cathétérisme.

22. L'état étant le même, on donna un grand bain, de l'opium, une injection de pavots. La malade reposa un peu, urina seule. Vers 6 heures du soir, on procéda à l'extraction du tronc à l'aide des crochets. MM. Villeneuve et Magail se trouvant épuisés, le crochet tranchant est confié à un aide. On s'aperçoit, pendant que celui-ci exécute les tractions, que le côté tranchant du crochet est tourné vers la symphyse pubienne, et que c'est sur elle qu'il exerce son action.

Deux applications du céphalotribe sur le tronc n'aboutissent qu'à l'éviscération. On est cependant assez heureux pour amener un pied à la vulve, et l'on réussit à dégager le pelvis et une partie du tronc ; mais la colonne vertébrale cède, laissant la tête et quelques vertèbres dans l'utérus. Un lien étant alors placé sur le tronçon de rachis restant, M. Magail put introduire un doigt dans la bouche; mais le maxillaire céda sous les efforts et l'on ne put extraire la tête qu'avec beaucoup de difficultés. On dut également faire la délivrance artificielle. Depuis la veille, il y avait un écoulement fétide par les organes maternels. La mère avait un faciès grippé et un pouls misérable. Après l'accouchement, l'utérus est bien revenu sur lui-même, et le pouls a repris de l'ampleur. L'abdomen est toujours douloureux, la langue sèche et les lochies sentent mauvais.

L'enfant, du sexe féminin, pesait en tout 1,800 grammes. La tête mesurait 0^m,71 de diamètre bipariétal et 0^m,65 seulement après l'extraction.

Les jours suivants, le ventre est ballonné, douloureux ; les lochies sont fétides, ainsi que la diarrhée ; la langue est épaisse et sèche, il y a du muguet. Le vagin et la vulve sont le siège d'eschares grisâtres. Le pouls est très fréquent et le système nerveux très agité. La mort arrive dans le coma, le huitième jour.

A l'autopsie, on trouve un ballonnement intestinal considérable ; il y avait une perforation de la vessie, ainsi qu'une rupture de la face antérieure du vagin. La symphyse pubienne avait été incisée par les crochets tranchants et n'était plus soutenue que par les ligaments antérieurs. Les symphyses sacro-iliaques étaient disloquées par l'écartement des pubis. Il n'y avait pas de péritonite, mais du sang noirâtre dans le tissu cellulaire pelvien. Les diamètres réels du bassin étaient les suivants :

1° Au détroit supérieur :

    1° 141 millim. pour le diamètre transverse ;

      2° 58   —   —   antéro-postérieur ;

      3° 137 —   —   oblique droit ;

      4° 126 —   —   gauche.

2° Au détroit inférieur :

    1° 0^m,70 pour le diamètre antéro-postérieur ;

      2° 0^m,125   —   bi-ischiatique.

C'est au rétrécissement extrême du bassin qu'il faut attribuer la lenteur de ce travail, et c'est aux manœuvres terribles auxquelles on a dû recourir qu'incombe la responsabilité du résultat.

Observation XXXIII. — La nommée Adèle Bourgoin, primipare, âgée de 24 ans, est entrée à la Maternité le 23 février 1866. Rachitique ; sa taille mesure 1^m,26 ; les tibias sont tordus en dehors, les fémurs en dedans. L'épaule droite fait une plus forte saillie que la gauche. La mensuration externe donne 163 millim., sans défalcation, et la pelvimétrie interne 83, sans défalcation également.

Les dernières règles datent du 18 juin 1865.

Pendant les premiers mois de la grossesse, la malade a eu des douleurs dans le ventre, accompagnées d'abondantes pertes en blanc. On constate un grand nombre de végétations à la vulve et à l'entrée du vagin. Le col est encore long, l'orifice externe à peine entr'ouvert, et on ne sent aucune partie fœtale au centre du bassin. Le col est dévié à gauche et en arrière. Le fond de l'utérus atteint la partie inférieure de la région épigastriqu⸣. Il présente une obliquité latérale droite exagérée. Le maximum des bruits fœtaux est à gauche et en avant. La grossesse est supposée à la fin du huitième mois.

On commence le 24 février, à 3 heures du soir, l'administration des douches utérines : on injecte en treize fois 11,150 gram. d'eau en quatorze minutes ; à 8 heures du soir, 16,349 gram. en 19 fois et 16 minutes.

Le 25 on fait trois injections : à 8 heures du matin, 15,480 gram., 18 fois et 16 minutes ; à 3 heures du soir, 18,920 gram., 22 fois et 25 minutes ; et à 8 heures du soir, 23 seringues en 25 minutes, soit 19,780 grammes de liquide. Ce jour-là, grand bain d'une demi-heure.

Le 26 février, mêmes irrigations : 8 heures du matin, 24,080 gram. en 30 minutes et 28 injections ; à 3 heures du soir, 22,220 gram., 27 injections et 30 minutes ; second bain général de même durée que la veille, et, à 8 heures, 29 injections en 30 minutes, formant 24,140 grammes d'eau. Après cette douche, on enduit le col de belladone. A 11 heures du soir, les douleurs ont paru se déclarer ; la malade accusait des douleurs lombaires et l'orifice du col laissait introduire la pulpe du doigt.

Le 27 à 8 heures du matin, 29 injections : 25,800 gram. de liquide et 30 minutes de durée. A 3 heures du soir, 15 injections : 12,900 gram. et quinze minutes ; 12.900 à 8 heures en 15 minutes et quinze injections. Un troisième bain a été pris dans la journée. Le col était un peu plus entr'ouvert et laissait pénétrer la première phalange. Les parties étaient chaudes et il s'écoulait un liquide glaireux abondant. Dans la nuit, les douleurs ont été plus fortes que la veille.

28. Les douleurs étaient plus fortes, mais très-éloignées ; la dilatation avait la largeur d'une pièce de 50 cent.; les membranes bombaient fortement. Les parties étaient chaudes et la perte blanche abondante. Le col a été enduit de belladone, et à 3 heures du soir on a encore fait une irrigation de quinze seringues : 12,900 gram. en 15 minutes. Les membranes se sont rompues spontanément à ce moment. A 4 heures, les douleurs étaient un peu plus fortes et plus rapprochées. Toute la nuit elles ont

été énergiques et presque continues ; la femme était très inquiète ; elle vomit des matières noirâtres et glaireuses. Les battements fœtaux s'entendaient toujours bien.

29. A 4 heures du matin, la dilatation mesurait 2 centim. et demi; mais à 7 heures, les douleurs se sont ralenties et éloignées. On a donné alors 2 gram. d'ergot de seigle en huit doses, à un quart d'heure d'intervalle. Dès la troisième, les douleurs se sont réveillées et sont devenues continues. M. Villeneuve a visité cette femme à 9 heures; le col avait 3 cent. de dilatation, mais les bruits du cœur ne s'entendaient plus. Les parties étaient chaudes et l'écoulement leucorrhéique abondant. A 3 heures du soir, la dilatation était presque complète ; une suture ayant pu être reconnue, M. Villeneuve fit une application de forceps au détroit supérieur.

Cette application fut laborieuse ; enfin on put dégager un enfant mort, du sexe masculin, et pesant 3,150 gram.

La longueur totale était de $0^m,52$. Les diamètres céphaliques mesuraient : $0^m,125$ l'occipito-mentonnier et $0^m,80$ le bi-pariétal : ces diamètres ont été mesurés de suite après l'accouchement ; repris dix-huit heures après, l'occipito-mentonnier ne mesurait plus que $0^m,115$, et le bi-pariétal mesurait $0^m,90$. (Ces mesures sont celles d'un enfant à terme.)

Il fallut faire la délivrance artificielle par extraction. On a donné 1 gram. de seigle ergoté après l'accouchement ; la femme est restée calme jusqu'à minuit, où elle a été prise de toux et de suffocation.

Les jours suivants est survenue une péritonite : le ventre était développé, douloureux ; les lochies rares et fétides ; le pouls misérable, avec faciès hippocratique et respiration stertoreuse. Les troubles digestifs étaient assez sérieux ; diarrhée et vomissements verdâtres ; les grandes lèvres infiltrées ; enfin la malheureuse est décédée le 6 juin, dans un état voisin du collapsus.

A l'autopsie, on a trouvé de la péritonite partielle, au-dessus du cul-de-sac antérieur. Il y avait une gangrène vulvaire s'étendant jusqu'à l'utérus, et dans le cul-de-sac postérieur une rupture du vagin qui ne tenait plus à l'utérus, en ce point, que par le péritoine. Les diamètres réels du bassin étaient $0^m,125$ pour l'oblique droit, $0^m,119$ pour l'oblique gauche, $0^m,130$ pour le transverse et $0^m,72$ seulement pour l'antéro-postérieur. Au détroit inférieur, il y avait $0^m,72$ pour le coccy-pubien, $0^m,90$ pour les obliques et $0^m,110$ pour le transverse.

OBSERVATION XXXIV. — Marie-Thérèse M..., 38 ans, est une naine, primipare, de $1^m,21$ centim. Ses dernières règles datent du 8 juillet 1874,

où elles ont duré trois jours, con me d'habitude. Les branches ischio-pu-
biennes sont rapprochées, le pubis abaissé. On n'arrive pas directement sur l'angle sacro-vertébral, mais sur la première pièce du sacrum,
qui présente une forte courbure. Vagin étroit ; col très-élevé, ramolli ;
culs-de-sac libres, pas d'échancrures sur le col. On trouve, sans défalcation, 165 millim. avec le compas de Baudelocque et 90 avec le doigt.

La grossesse a sept mois et demi environ quand les douches sont commencées, le 12 mars à 8 heures du matin, pendant un quart d'heure.
Les contractions se déclarent deux heures après. Le 13 à 8 heures du
matin, le col est effacé, l'orifice peu dilaté. A 10 heures, MM. Villeneuve
et Magail constatent un orifice ramolli, permettant l'introduction du
doigt ; on ne sent aucune partie fœtale à travers les membranes. Les
douleurs sont peu fortes, mais rapprochées. Le maximum des bruits du
cœur est à gauche et en avant, à deux travers de doigt au-dessous de
l'ombilic. A 2 heures de l'après-midi, l'orifice a $0^m,02$ de dilatation. On
sent des orteils dirigés en avant ; la poche des eaux est très volumineuse
et se déchire, à 3 heures, à la partie supérieure. Les douleurs deviennent
plus fortes et plus rapprochées.

Le 14 à 1 heure du matin, rupture complète des membranes, liquide
jaunâtre. A 2 heures et demie, dilatation complète ; les deux pieds sont
dans le vagin , un peu plus accessibles. Le calcanéum correspond à
droite et en arrière, les orteils dirigés en avant ; présentation sacro-ilia-
que droite postérieure. A 4 heures moins un quart, les fesses se déga
gent à la vulve, le dos à droite et en arrière. On a pu arriver jusqu'à la
cicatrice ombilicale ; le cordon ne donne plus de pulsations. Toujours
par l'effet des contractions, le tronc se dégage de plus en plus. La cicatrice ombililicale paraît ; on attire une anse de cordon, elle est sans bat-
tement. A 5 heures, les épaules sont dégagées par M. Magail, et l'on fait
des tractions sans résultats pour obtenir le dégagement de la tête, qui se
trouve au-dessus du détroit supérieur. On peut cependant introduire
un doigt dans la bouche et faire abaisser le menton ; mais celui-ci cède
aux efforts, de même que les vertèbres cervicales. Obligé de renoncer aux
tractions, M. Magail eut recours à la céphalotripsie.

On laissa ensuite reposer la femme, qui se trouvait épuisée ; à 10 h.,
on constata que la tête s'était engagée ; la rotation s'était achevée, et
l'occiput derrière les pubis. M. Villeneuve fit alors une application de
forceps, et le dégagement eut lieu très rapidement.

Le travail avait duré trente-cinq heures, dont cinq heures de douleurs assez fortes et rapprochées. La délivrance fut faite artificiellement. L'enfant pesait 2,480 gram., avait $0^m,21$ de l'ombilic aux talons ; le diamètre bi-acromial mesurait $0^m,10$ et le sterno-dorsal $0^m,75$. La mère mourut le lendemain.

OBSERVATION XXXV [1]. — En 1881, M. le Dr Combe fut appelé auprès d'une jeune dame M..., d'une constitution bien délicate et qui avait péniblement atteint le milieu du septième mois de sa première grossesse. Cette dame présentait quelques phénomènes très sérieux, qui faisaient craindre l'éclampsie. Les urines renfermaient une grande proportion d'albumine ; les membres inférieurs et les organes génitaux externes étaient fortement infiltrés. Il y avait de la céphalalgie, mais surtout une dyspnée considérable, sorte de respiration de Cheyne-Stokes. M. Combe, aidé de M. le professeur Magail, appelé en consultation, résolut de provoquer l'accouchement.

Ces deux praticiens employèrent la méthode de Kiwisch avec de l'eau à la température du corps humain.

Comme l'appareil de Mathieu, qu'on avait emprunté à la Maternité, fonctionnait mal, en employa tout simplement une pompe à main, de jardin. On administra de la sorte trois douches dans la journée, de 3 minutes de durée seulement. Le travail se déclara dans la nuit, et l'accouchement se termina au matin par la naissance de deux petites jumelles vivantes, mais non viables, en complet état d'éventration. La paroi abdominale n'était pas encore fermée.

La mère se rétablit facilement; elle est redevenue enceinte l'année suivante, est accouchée à terme et fort heureusement, et se trouve aujourd'hui mère d'un bébé de 1 an.

OBSERVATION XXXVI [2]. — Le 6 janvier 1882, entre à la Clinique obstétricale, dans le service de M. le professeur Magail, la nommée Marie Sattamino, primipare, âgée de 30 ans. Rachitique, sa taille ne mesure que $1^m,385$. Les membres inférieurs sont courts, les fémurs et les tibias incurvés en dedans. La mensuration externe donne $0^m,16$ pour le diamètre antéro-postérieur et $0^m,25$ pour le diamètre transverse. La mensuration interne fournit $0^m,095$ avec le doigt. Ces mesures, après défalcation, donnent $0^m,080$ pour le diamètre sacro-pubien et $0^m,125$ pour le bi-cotyloïdien.

[1] Communication orale de MM. Magail et Combe.

[2] Obs. recueillie par M. Rubino, interne du service.

Cette femme, habituellement bien réglée, a cessé de voir depuis le mois d'avril 1881. Le fond de l'utérus est à trois travers de doigt de l'ombilic. Les mouvements du fœtus sont fréquents et faciles. Les doubles battements s'entendent à gauche au-dessous de la cicatrice ombilicale. On sent la tête fœtale dans la fosse iliaque droite, et le siège à gauche. L'orifice vulvaire est large, le col assez long ; l'orifice externe admet la pulpe de la première phalange. L'orifice interne est fermé. On suppose, d'après les règles, la hauteur de l'utérus et l'état du col, que la grossesse a atteint la fin du huitième mois. On diagnostique, également par le palper abdominal, une première position de l'épaule droite, dos en avant.

L'accouchement prématuré artificiel est pratiqué à 8 mois 1/2. La première séance a lieu le 17 janvier à 11 heures du matin, pendant dix minutes et avec de l'eau à 37° de chaleur. La deuxième douche est donnée à 6 heures du soir dans les mêmes conditions.

Le 18, on fait encore deux séances semblables, à 9 heures du matin et 1 heure du soir. Le travail se déclare à 4 heures de l'après-midi. Le matin on sentait la tête très nettement au-dessus du détroit supérieur; le soir, quand le travail est franchement déclaré, cette présentation s'est encore transformée en présentation du coude, qui dès lors n'a pas changé.

La marche de la dilatation a été lente, et le travail a duré en tout quarante-quatre heures. La poche des eaux s'est rompue spontanément le 20 janvier à 11 heures du matin. La dilatation était complète et la main droite s'est dégagée en procidence. On s'est alors empressé de faire la version podalique, et quelques minutes plus tard l'accouchement s'est terminé par l'extraction d'un enfant du sexe masculin et mort.

Cet enfant paraissait être plus près du terme qu'on ne l'avait cru. Il pesait 2,850 gram., avait 52 centimètres de longueur ; le diamètre bipariétal avait 85 millim. avec le chevauchement; le sous-occipito-bregmatique 90 et l'occipito-mentonnier 125.

La délivrance fut naturelle et les suites de couches normales jusqu'au 9me jour. Ce jour, la malade eut un frisson avec fièvre, douleur dans le ventre et dans les côtés de la poitrine. La respiration était rude au sommet, et il y avait des râles fins aux deux bases, avec submatité à la percussion. Ces accidents se sont amendés sous l'influence d'un traitement à l'acide salicylique, et la malade, après avoir passé dans un service de médecine, a quitté l'hôpital complètement guérie.

OBSERVATION XXXVII[1].—La nommée Authebon, Élisa, qui fait l'objet de cette observation, est entrée à la Maternité le 12 décembre 1882. Cette femme est âgée de 38 ans, primipare. De constitution délicate, elle a marché très tard. Ses membres inférieurs sont incurvés, et la colonne vertébrale présente une scoliose très marquée à la région dorsale. La taille, peu élevée, a 1^m,38. L'angle sacro-vertébral ne peut être atteint par le toucher ; mais la mensuration externe donne sans défalcation, avec le compas de Baudelocque, 0^m,190 pour le diamètre antéro-postérieur et 0^m,18 d'une épine iliaque antéro-supérieure à l'autre. Le bassin présente donc un rétrécissement plus marqué dans le sens transversal que dans le sens antéro-postérieur.

Les dernières règles remontent au 4 mai 1882. Le col est encore assez long et l'utérus dépasse à peine l'ombilic. On diagnostique, à son entrée, une grossesse de sept mois.

Les douches de Kiwisch furent commencées le 16 décembre à 9 heures du matin ; la deuxième séance eut lieu à 1 heure du soir. Entre les deux, la femme a éprouvé quelques contractions indolores. Après la deuxième, les douleurs normales font leur apparition ; le col est entr'-ouvert, mais le travail ne se déclare bien nettement que le 17, à 6 heures du matin. C'est le sommet qui se présente en deuxième position. Les membranes se rompent spontanément le 17, à 5 heures et demie du matin, avant que le travail lui-même soit bien établi. La dilatation a été complète le même jour à 11 heures du matin. Le travail a duré six heures seulement, mais il a dû être terminé artificiellement par une application de forceps au détroit inférieur.

L'enfant, du sexe féminin, est né en état de mort apparente, et présentait les dimensions suivantes : 0^m,42 de longueur totale et 1,550 gram. de poids. Le diamètre bi-pariétal avait 0^m,08. Cette enfant n'a vécu que deux jours. Quant à la mère, elle a été atteinte pendant ses couches d'un érysipèle phlegmoneux à la cuisse gauche, dont elle est décédée le 1er janvier 1883, le jour même où nous faisions, comme interne, notre entrée dans le service.

Nous n'avons pas trouvé de péritonite à l'autopsie ; il y avait seulement l'érysipèle mentionné plus haut, et une forte congestion des bases pulmonaires. Le bassin est cordiforme et sa mensuration sur le squelette desséché nous fournit les données suivantes : de l'angle sacro-vertébral au bord supérieur de la symphyse pubienne, 120 millim. ; 115 seule-

[1] Personnelle.

ment de ce bord à l'articulation de la première pièce du sacrum avec la seconde. L'incurvation de la colonne dorsale, à convexité regardant à droite, est compensée à la région lombaire par une courbure en sens opposé. Cette dernière courbure se continue par le sacrum, qui se trouve dévié un peu à gauche ; le diamètre oblique de ce côté se trouve un peu plus court, de quelques millimètres seulement : les deux mesurent environ $0^m,11$ chacun. Il y a avait 175 millim. d'une épine iliaque antéro-supérieure à l'autre et $0^m,105$ pour le diamètre transverse. Les ischions sont également rapprochés et ne mesurent que 8 centim. d'écartement.

OBSERVATION XXXVIII [1]. — La nommée Thérésine Touache, épouse Ricci, est une petite femme rachitique, mesurant seulement $1^m,34$ de taille. Le bassin est rétréci ; le diamètre promonto-pubien, mesuré par mensuration externe et interne, est approximativement de 8 cent. Dans une première grossesse, M. le professeur Queirel dut pratiquer la crâniotomie sur un fœtus à terme, le 9 septembre 1882. L'opération réussit parfaitement ; les suites de couches furent normales, et la femme Ricci sortit de la Maternité en aussi bonne santé que possible, sous la recommandation de venir, en cas de nouvelle grossesse, se présenter avant le huitième mois.

Redevenue enceinte vers le mois de novembre de la même année, elle entre de nouveau à la Maternité le 26 juillet 1883. La grossesse est à la fin du huitième mois : les dernières règles datent du 23 novembre 1882. Avant de provoquer l'accouchement prématuré, M. le professeur Queirel soumet la patiente à un traitement débilitant, pour empêcher le fœtus d'acquérir de trop grandes proportions : elle prend 0,50 centigr. d'iodure de potassium par jour jusqu'au 28, où cette dose est portée à 1 gram.

Le 30 juillet, on procède à l'accouchement prématuré artificiel par les douches de Kiwisch. Le col, avant la première douche, a sa longueur normale, il est ramolli ; ses orifices, entr'ouverts, permettent l'introduction du doigt. On arrive sur la tête, qui est très élevée, et dont il est impossible, à cause de cela, de déterminer la position. Les bruits fœtaux, qui sont profonds et sourds, s'entendent sur la ligne médiane, un peu au-dessous de l'ombilic, ce qui permet de supposer une première position du sommet.

La première douche est pratiquée à 9 heures du matin, avec de l'eau à la température du corps humain, et pendant dix minutes environ ; quelques douleurs de reins se déclarent immédiatement. A 4 heures du soir,

[1] Personnelle.

le col est raccourci, très ramolli ; la poche des eaux commence à se former. A 4 heures 25, la deuxième séance a lieu ; sa durée est de quinze minutes. Vers 9 heures, les douleurs s'accentuent et se prolongent : le col s'efface, ses lèvres sont encore épaisses, et l'orifice a $0^m,01$ de dilatation.

Les douleurs continuent régulièrement toute la nuit, et à 6 heures du matin, le 31 juillet, la dilatation a 3 centim. d'étendue. A 11 heures, M. le professeur Queirel peut constater, à la visite, une dilatation de 5 centim. La poche des eaux, très résistante, bombe bien. La tête est toujours très élevée et enclavée au détroit supérieur. L'état général est excellent. Les douleurs sont plus rapprochées à 3 heures du soir : la dilatation est presque complète ; la lèvre postérieure du col commence à s'effacer. La femme a eu quelques vomissements ; elle éprouve un peu d'angoisse ; le pouls cependant est bon et n'inspire aucune inquiétude. On lui fait prendre une tasse de bouillon et un peu de thé au rhum. Vers 6 heures du soir, on ne sent plus que la lèvre antérieure et la lèvre latérale droite du col ; elles sont très amincies. La poche amniotique fait une forte saillie. On fait prendre un bain de siège à la femme pour calmer son excitation. Les bruits du cœur fœtal sont très faibles et commencent à se ralentir. A 10 heures du soir, on ne sent plus que la lèvre antérieure boursouflée ; la tête commence à s'engager au travers du détroit supérieur ; les douleurs se régularisent et prennent le caractère expulsif.

La rupture de la poche amniotique a lieu le 1er août, à 3 heures du matin, et donne issue à une très grande quantité de liquide, dont la coloration est naturelle et nullement teintée de méconium. La tête arrive immédiatement après sur le plancher périnéal et franchit l'orifice vulvaire à peine un quart d'heure plus tard. L'expulsion du placenta s'est faite toute seule, sans la moindre traction sur le cordon, et a suivi de très près la parturition.

En résumé, après deux douches administrées le 30 juillet, à 9 heures du matin et à 4 heures du soir, le travail s'est nettement déclaré le soir même, à 9 heures, douze heures après la première séance. Il s'est terminé le 1er août, à 3 heures et demie du matin, et a duré en tout trente-deux heures. La parturition s'est faite par les seules forces de la nature, en provoquant l'expulsion d'une fille mort-née, du poids de 2,700 grammes et de 46 centimètres de longueur. Les pariétaux chevauchent fortement; le droit est, en outre, le siège d'une forte tumeur. Le diamètre bi-pariétal avait 8 centimètres et demi, avec le chevauchement, le sous-occipito-bregmatique 9, l'occipito-frontal 12, et l'occipito-mentonnier 13.

L'accouchement est suivi d'un frisson assez intense, accompagné d'oppression ; l'utérus revient bien sur lui-même et la perte est très modérée. Cependant, en raison de la brusquerie de la délivrance, qui fait craindre une hémorrhagie, on introduit la main dans l'utérus sans rencontrer de caillots. On fait prendre alors à la parturiente un peu de bouillon et de bordeaux. Néanmoins le faciès continue à être mauvais ; l'utérus est bien rétracté, mais la perte continue avec un peu plus d'abondance qu'à l'état normal. La main, introduite à nouveau, constate que le fond de l'utérus est bien revenu sur lui-même, mais que le segment inférieur, ainsi que le col, est resté flasque et en état d'inertie. C'est en vain qu'on titille les lèvres du col, c'est en vain qu'on administre 2 grammes de seigle ergoté : la perte continue, peu abondante il est vrai ; le col ne durcit pas et le fond de l'utérus lui-même se ramollit dès qu'on cesse de l'exciter à travers la paroi abdominale. La malade a quelques envies de vomir ; son pouls est fréquent, petit ; elle parle et paraît assez bien ; la perte était même à peu près arrêtée quand elle reparaît brusquement à 7 heures et demie du matin. Bien qu'elle ne fût pas très abondante, le faciès de la parturiente pâlit rapidement, le pouls fuit, et malgré des injections d'éther par la voie hypodermique, les excitants à l'intérieur, elle s'affaiblit rapidement et décède à 8 heures du matin, le 1er août 1883.

L'autopsie fut pratiquée le lendemain ; notre attention se porta sur le cœur, que nous trouvâmes sain ; l'utérus, très volumineux et flasque, ne présentait ni déchirure ni perforation ; le col et le segment inférieur de la matrice étaient particulièrement ramollis et décomposés, presque en état de sphacèle. Le diamètre promonto-pubien avait 85 millimètres et le diamètre transverse 190. La tête fœtale présentait une fracture du pariétal gauche. L'issue funeste de cet accouchement nous paraît être due au volume trop considérable de la tête du fœtus, ce qui a causé la mort de celui-ci par compression cérébrale et fracture du crâne, et la mort de la mère par contusion trop énergique du segment inférieur de l'utérus.

OBSERVATION XXXIX [1]. — Le 18 juillet 1883, M. le Dr Fanton était appelé auprès de Mme J..., en travail depuis près de trois jours. Cette dame était primipare, d'une taille moyenne et paraissait bien constituée. L'enfant, qui se présentait par le sommet, était retenu au détroit supérieur,

[1] Communiquée par M. le Dr Fanton (de Marseille).

assez haut pour qu'on ne pût pas apprécier la position ; le doigt atteignait l'angle sacro-vertébral.

On fit trois applications de forceps au détroit supérieur, à deux heures d'intervalle, toutes les trois sans aucun résultat. Comme les doubles battements fœtaux commençaient à se ralentir, comme d'un autre côté l'état de la mère était assez alarmant, on se décida à terminer l'accouchement au plus tôt. On appliqua le céphalotribe, dont les branches furent serrées, juste suffisamment pour réduire la tête et lui permettre de franchir le détroit rétréci.

Les suites de couches furent pénibles et durèrent trois semaines environ. M. le Dr Fanton examina alors, après l'accouchement, cette femme avec plus d'attention ; le compas d'épaisseur et la mensuration avec le doigt lui donnèrent une diminution d'un peu plus d'un centimètre sur le diamètre antéro-postérieur. Il conseilla alors à la dame J... de se soumettre à l'accouchement prématuré artificiel à sept mois et demi, en cas de nouvelle grossesse.

C'est ce qui eut lieu en septembre 1883 ; mais comme l'enfant paraissait peu volumineux, M. le Dr Fanton attendit encore quinze jours et opéra à la fin du huitième mois.

Les douches furent commencées le 24 septembre avec un grand irrigateur Éguisier, de la contenance de 8 à 10 litres, et d'un jet de 2 à 3 mètres. Chaque séance fut de 15 minutes, et l'eau employée eut de 30 à 40° de chaleur. Le jet fut très soigneusement dirigé sur le col, après introduction préalable d'un spéculum. La première douche eut lieu à 8 heures du matin : le col était complètement fermé ; la deuxième à midi, la troisième à 5 heures et la quatrième à 10 heures du soir. Les douleurs sont apparues après la troisième douche, mais n'ont pas duré ; après la quatrième, il y eut deux heures de douleurs, après lesquelles elles cessèrent, et la patiente s'endormit.

Le 25, il y eut encore trois douches : à 8 heures du matin, à midi et à 10 heures du soir. Les douleurs revenaient après chaque douche ; elles ont duré plus longtemps entre la sixième et la septième, et après celle-ci il s'est fait un écoulement glaireux et sanguinolent considérable. Les douleurs véritables se sont dès lors déclarées, et le travail ne s'est plus arrêté jusqu'au 26, où il s'est terminé naturellement à 10 heures du matin, par la naissance d'un enfant vigoureux de huit mois. La délivrance n'offrit rien de particulier et les suites de couches, très ordinaires, durèrent huit jours.

OBSERVATION XL [1]. — La nommée Élisa V..., épouse H... âgée de 27 ans, d'un tempérament lymphatique, est enceinte pour la première fois. Elle n'a rien éprouvé de particulier pendant les quatre premiers mois, mais a souffert d'hémorrhoïdes et d'incontinence d'urine, du cinquième au sixième mois environ. Les dernières règles datent de la fin du mois de février. Cette dame est rachitique (colonne vertébrale et membres inférieurs déviés) et tuberculeuse: il existe des craquements au sommet. De plus, le bassin présente un rétrécissement dans le sens antéro-postérieur, que la pelvimétrie permet d'évaluer à 7 centim.

11 octobre, à sept mois de grossesse, MM. les Drs Queirel et Maurel et Mme Ventre, accoucheuse, ont commencé l'administration des douches utérines pendant 25 minutes, et deux fois par jour, jusqu'au 16, à 11 heures du matin, où M. Queirel a introduit une sonde dans l'utérus pour percer les membranes; il s'est écoulé une petite quantité de liquide sanguinolent. Malgré ces tentatives, les douleurs ne se sont pas éveillées. Cependant le col de l'utérus a perdu de sa longueur ; l'orifice externe étant ouvert, on peut introduire la première phalange de l'index.

La dilatation n'a commencé à se faire que le 17 octobre au matin ; les douleurs se sont déclarées le même jour, faibles et éloignées. On a pu alors constater une présentation du vertex.

19. Les douleurs sont devenues plus fortes, et le soir la tête s'est engagée difficilement et a pu arriver au bas de l'excavation. Mais elle n'a pu franchir le détroit inférieur qu'à l'aide d'une application de forceps. La tête s'est dégagée en première position et le tronc a suivi sans difficultés. L'enfant, du sexe masculin, est né bien portant, avec un tour de cordon sur le cou. Il pesait 2 kilogr. et mesurait 45 centim. de longueur totale. Le diamètre occipito-mentonnier avait 12 centim. et le bi-pariétal 7.

Un quart d'heure après la parturition, on a dû décoller le placenta avec la main, et sa sortie a été suivie d'une assez forte quantité de sang. Les suites de couches n'ont rien présenté de particulier : le 3 novembre, la mère et l'enfant allaient bien.

OBSERVATION XLI.— Communication orale de M. le Dr Marcorelles (de Marseille).

En 1880 environ, M. Marcorelles fut appelé auprès d'une dame arrivée

---

[1] Communiquée par M. le Dr Queirel (de Marseille) et recueillie par Mme Ventre, accoucheuse.

vers le huitième mois et demi de sa grossesse. Cette dame était en proie
à des attaques d'éclampsie tellement violentes que l'on dut songer à provoquer l'accouchement. On fit trois douches vaginales, qui furent suffisantes pour atteindre le but. L'enfant était mort-né, mais la mère
se rétablit.

OBSERVATION XLII. — Communication orale de M. le Dr Poucel (de
Marseille).

Il s'agit d'un cas analogue au précédent. Une dame qui, arrivée à
huit mois de grossesse, fut prise d'albuminurie, d'anasarque, de dyspnée
et de quelques mouvements éclamptiques. Ces accidents cédèrent à un
traitement interne au chloral et au lait : l'albuminurie avait diminué
quand cette dame, se voyant dans un état satisfaisant, discontinua de suivre les prescriptions de M. le Dr Poucel. Les accidents reparurent rapidement, et cette dame accoucha prématurément d'un enfant mort-né, au
milieu de convulsions très violentes. Dans une grossesse ultérieure, les
mêmes accidents commencèrent à se manifester à la même époque.
M. le Dr Poucel prescrivit le même traitement que la première fois; mais,
vers le huitième mois et demi, les attaques se déclarèrent et l'on dut
songer à provoquer le travail. M. le professeur Magail fut appelé en consultation, et l'on décida d'administrer les douches de Kiwisch. Trois
douches furent suffisantes pour faire naître les douleurs, et la durée
totale de l'accouchement fut de seize heures. La mère se rétablit, mais
l'enfant mourut pendant le travail.

Dans ces quarante-deux observations, nous relevons 8 mères
et 25 enfants morts. Cette mortalité ne saurait être imputée entièrement aux douches de Kiwisch. Une fois, la mort de la mère a
été causée par l'accident même qui avait indiqué l'opération; une
autre fois, elle a été le résultat d'une épidémie de septicémie
puerpérale, et quatre fois des manœuvres auxquelles une
présentation vicieuse ou un excès de développement du fœtus
donnèrent lieu. Ces mêmes manœuvres entrent pour une large
part dans la mortalité du fœtus. Il faut noter également deux
cas d'éclampsie qui suffisent à expliquer la mort de l'enfant, et
un autre cas où il n'était pas viable.

Il importe d'ajouter à cette statistique quelques observations que nous n'avons pu citer à cause du défaut de détails sur le nombre de douches employées, mais dans lesquelles le résultat est noté. Une observation de la Maternité, dans laquelle l'enfant seul est mort; deux succès complets communiqués par M. Villeneuve à M. Vayssettes, et vingt observations recueillies par ce dernier, avec une mortalité de 4 mères et 8 enfants. La proportion de mort est donc portée, sur 65 accouchements prématurés par la douche de Kiwisch, à 12 mères et 37 enfants. Deux de ceux-ci étaient des monstres non viables.

M. Francis Bleynie (*Revue méd.*, 1865, pag. 464), réunissant la statistique de Velpeau à la sienne, trouve, sur 206 accouchements provoqués, 108 enfants morts ou non viables, et 14 mères. M. le Dr Vayssettes a constaté dans sa thèse une mortalité de 30 °/$_o$ pour celles-ci, et 50,8 °/$_o$ pour ceux-là. Notre résultat ne s'éloigne pas beaucoup de ces chiffres.

M. Picard, dans quatorze observations de ponction des membranes, a eu 6 enfants morts, ainsi que 5 mères, dont 2 ont succombé sans être délivrées.

L'éponge préparée, associée à la rupture des membranes, a été employée quatre fois à la Maternité de Marseille : 3 mères et 2 enfants sont morts.

M. Chassagny a publié dans le *Lyon médical*, en 1882, cinq observations où fut employé son nouvel appareil : 4 enfants sont morts. Dans douze cas, avec le double ballon il a obtenu 6 enfants morts, 2 non viables ; une mère mourut d'hémorrhagie, une autre avait été opérée *in extremis*.

L'ampoule de Tarnier, employée six fois dans les faits de M. Vayssettes, a donné pour résultat 2 mères et 5 enfants morts. La bougie, selon le procédé de M. Fochier, a donné 2 enfants et 2 mères morts.

Tous ces cas ne sont pas absolument comparables, et il n'est pas juste de comparer des cas d'éclampsie à des rétrécissements, par exemple; dans vingt cas d'éclampsie puisés aux diverses sources précédentes, nous avons trouvés : 3 par les douches de Kiwisch, avec 3 enfants morts; 8 par les diverses ampoules, avec 1 mère et 7 enfants morts; 3 par l'éponge, avec 1 mère .et 2 enfants morts ; 4 par la ponction : 2 enfants moururent et 2 mères succombèrent sans être délivrées. Sur deux cas où M. Fochier (de Lyon) a employé les bougies, 1 mère mourut.

Nous avons relevé également sept cas de vomissements incoercibles : 3 par les ampoules, avec 2 enfants morts; 2 par la bougie : 1 mère et 1 enfant morts ; 2 par la ponction : 1 seul enfant décédé.

BIBLIOGRAPHIE.

Kiwisch. — (F.-A. Ritter, v. Rottereau) Neues Verfahren, in Beiträge zur Geburtsk. Wurtzbourg, 1846, tom. I, pag. 114; et 1848, tom. II, pag. 21 et 22.

W. Tyler Smith. — In The Lancet, 1872, tom. II, pag. 297.

Grenser, W.-L. — In Schmidt's Jahrb., tom. IX, pag. 232.

Campbell. — Des douches utérines dans les accouchements prématurés. (Moniteur des Hôpitaux, tom. I, pag. 18 et 19; jeudi 10 et samedi 12 février 1853.)

P. Dubois. — Des douches utérines dans la pratique des accouchements. (Moniteur des Hôpitaux, 1853.)

Lazare Sée. — Des procédés d'accouchements, 1854. Thèse de Paris.

Lacy. — In The Lancet, 1853, et Bulletin de Thérapeutique, tom. XXXXIV, pag. 225.

Sinclair. — Induction of premature labour by means of the water douches. (Dubl. quart. Journal of med. Scienc., 1854, vol. XVII, n° 33, pag. 140, et Arch. génér. de Méd., 1855, tom. I, pag. 99.)

E. Payan. — Id.

Aubinais. — Journal de la Société Académique de la Loire-Inférieure (Union Méd., janvier 1854, et Gaz. hebdom., 1854, pag. 389.)

Villeneuve. — In Revue médicale, 1855, 31 mai.

Bouchacourt. — Note sur l'accouchement prématuré artificiel, obtenu par les douches utérines. (Gaz. méd., 1855, pag. 582, et Gaz. Hôpitaux, 1855.)

Bourgeois (de Tourcoing). — Des douches utérines dans la pratique des accouchements. (Gaz. des Hôpitaux, 1855.)

Hipp. Blot. — In Gaz. hebdom. de Méd. et Chirurg., 1855.

Silbert (d'Aix). — Traité pratique de l'accouchement prématuré artificiel. Paris, 1856.

Duthoit. — Journal de Médecine, de Chirurgie et de Pharmacologie, 1856.

Balocchi. — Gazetta medica italiana, 1857, octobre.

DEVILLIERS. — Sur une modification apportée à la méthode des douches utérines. (Monit. des Hôpitaux, 1857.)

CREDE. — In Monatschr. f. Geburtsk., tom. VII, pag. 84, 1856, et tom. XIII, pag. 126, 1858.

RITGEN. — Id., tom. XI, pag. 401, 1857.

AURELIO FINIZZIO. — Cité en 1858, in Gaz. Hôpitaux, pag. 94.

VAN MAERSTRAETEN ET CLAUDINE VAN QUŒLE. (Annales et Bull. de la Soc. de Méd. de Gand, 1859.)

MAUNOURY. — Gazette méd. de Paris, 1859, pag. 45.

SALMON.—Communication à l'Académie de Médecine le 22 juillet 1862.—

STOLTZ. — Art. Accouchement prématuré artificiel, in Dict. de Méd. et Chirurg. prat., 1864.

LIZÉ (du Mans). — Courrier médical, 20 février 1864.

JOULIN. — Traité complet d'accouchement, 1866.

CAZEAUX. — Traité théorique et pratique des accouchements, 7° édit., 1867.

CHAILLY-HONORÉ.— Traité pratique de l'art des accouchements, 1867, 5ᵉ édition.

NŒGELE ET GRENSER. — Traité pratique de l'art des accouchements, 1869.

JACQUEMIER. — Art. Accouchement prématuré artificiel, in Dict. encyclop. des Sciences méd., 1872.

— Bibliographie des procédés de Kiwisch et de Cohen, art. Avortement, id.

JOHN BRUNTON. — Des moyens de produire l'accouchement prématuré. (The Glasgow med. Journ. 1872.)

GUILLABERT. — Union médicale, 1873, n° 70, pag. 908.

DINA VIANI. — Méthode de Kiwisch pour provoquer l'accouchement prématuré. (Bolletini delle Scienze mediche di Bologna, novembre et décembre 1873.

SABOÏA. — Traité théorique et pratique de la science et de l'art des accouchements, 1873.

CARL SCHRÖDER. — Traduit par Charpentier, 1875. Manuel d'accouchements.

Dr PILAT. — Annales de Gynécologie, 1875, pag. 216.

— — 1876, pag. 367.

J. ROBERT. — Essai sur les procédés opératoires en usage pour provoquer l'accouchement prématuré artificiel. Méthode éclectique. Thèse de Paris, 1877.

TRIAIRE. — Accouchement prématuré provoqué ; divers procédés. (Arch. de Tocologie, 1878.)

GUSSEROW (de Strasbourg).—Injection d'eau chaude contre la métrorrhagie. (Journal de Thérapeutique, 25 mai 1878.)

J. KILNER. — On the injection of warm water into the vagina in certain cases of labour. (The Lancet, 1879, vol. I, pag. 439.)

A.-H. SMITH. — De l'emploi des douches chaudes dans l'accouchement. (Phil. med. Times, 16 août 1879.)

WIECHTER. — Accouchement prématuré, provoqué au moyen des douches chaudes. (Wurtemberg med. Corresp. Bl., n° 11 ; Centralbl. f. Chir., n° 29.)

A. PÉRIGAL. — Abortion, severe flooding, injection of hot water. Recovery. (The Lancet, 1879, vol. II, pag. 276.)

BENICKE. — Berlin. klinik. Woch., 1879, n° 52.

EUDES. — De quelques procédés employés pour provoquer l'accouchement prématuré artificiel. Thèse de Paris, 1880.

JAMES ETHERIDGE.—Injections vaginales d'eau chaude pour favoriser l'involution utérine. (Chicago medical. Journ. and Examiner. Arch. de Tocologie, octobre 1881.)

PICARD. — De l'accouchement prématuré artificiel, ses indications en dehors des rétrécissements du bassin. Principaux procédés opératoires. Thèse de Paris, 1882.

CHARPENTIER. — Traité pratique des accouchements, 1883.

DELORE ET LUTAUD. — Traité pratique des accouchements, 1883.

LUCIEN PÉNARD. — Guide de l'accoucheur et de la sage-femme, 1883.

A. SMITH. — De l'emploi de l'eau chaude dans les hémorrhagies secondaires après les opérations obstétricales. (Medical News, 22 septembre 1883.)

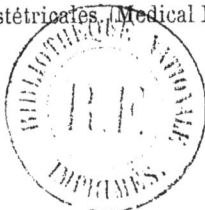

www.ingramcontent.com/pod-product-compliance
Lightning Source LLC
Chambersburg PA
CBHW062007200326
41519CB00017B/4707